UNIVERSITÉ DE PARIS. — FACULTÉ DE DROIT

DU

17898

RÉGIME DE LA DOT

EN NORMANDIE

THÈSE POUR LE DOCTORAT

PAR

Robert RANCHON

AVOCAT A LA COUR D'APPEL
ATTACHÉ AU PARQUET DE LA SEINE

PARIS

LIBRAIRIE NOUVELLE DE DROIT ET DE JURISPRUDENCE

ARTHUR ROUSSEAU

ÉDITEUR

14, RUE SOUFFLOT ET RUE TOULLIER, 13

—

1897

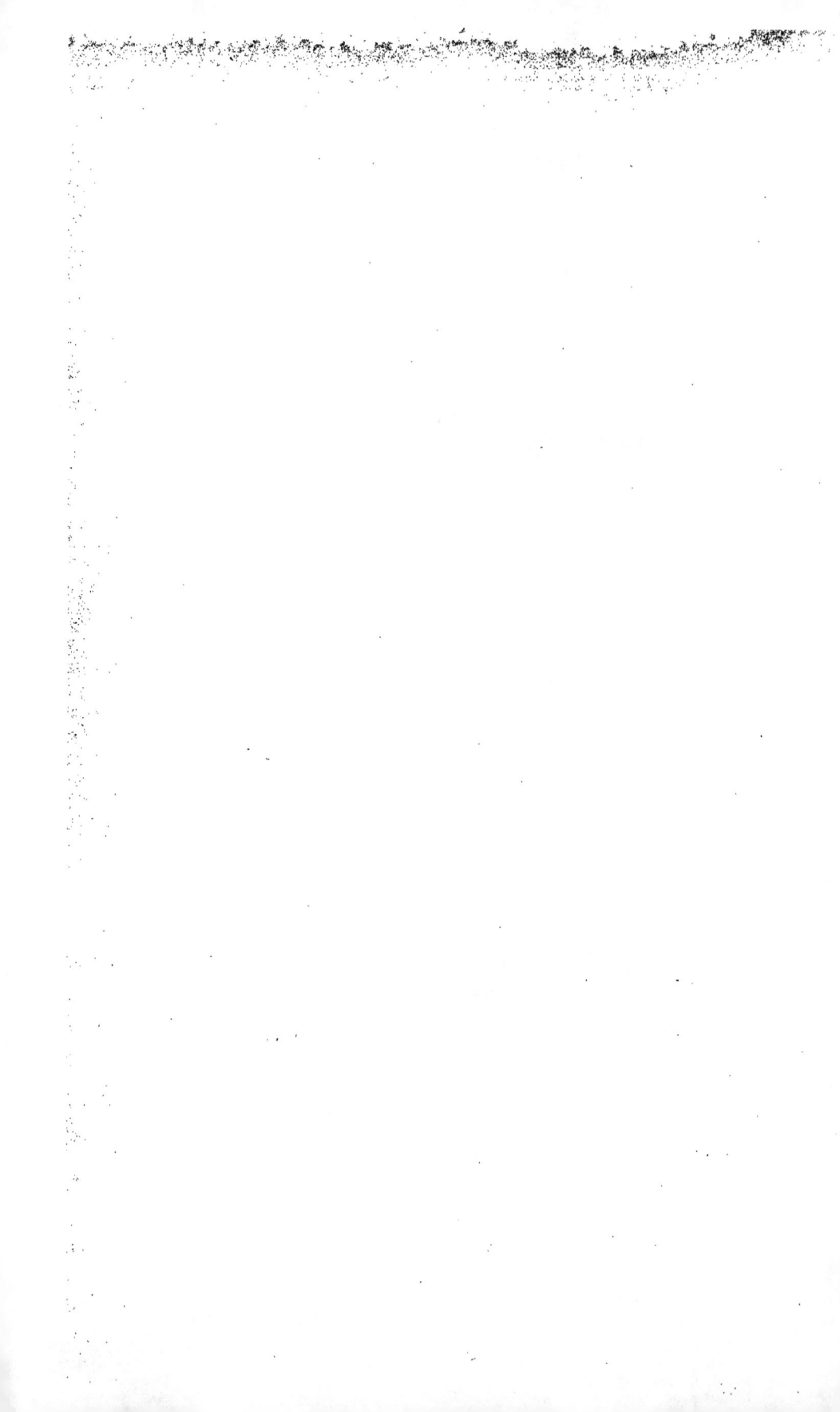

DU

RÉGIME DE LA DOT

EN NORMANDIE

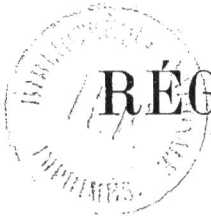

DU

RÉGIME DE LA DOT

EN NORMANDIE

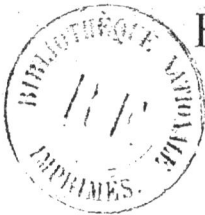

PAR

Robert RANCHON

AVOCAT A LA COUR D'APPEL
DOCTEUR EN DROIT
ATTACHÉ AU PARQUET DE LA SEINE

PARIS

LIBRAIRIE NOUVELLE DE DROIT ET DE JURISPRUDENCE

ARTHUR ROUSSEAU

ÉDITEUR

14, RUE SOUFFLOT ET RUE TOULLIER, 13

1897

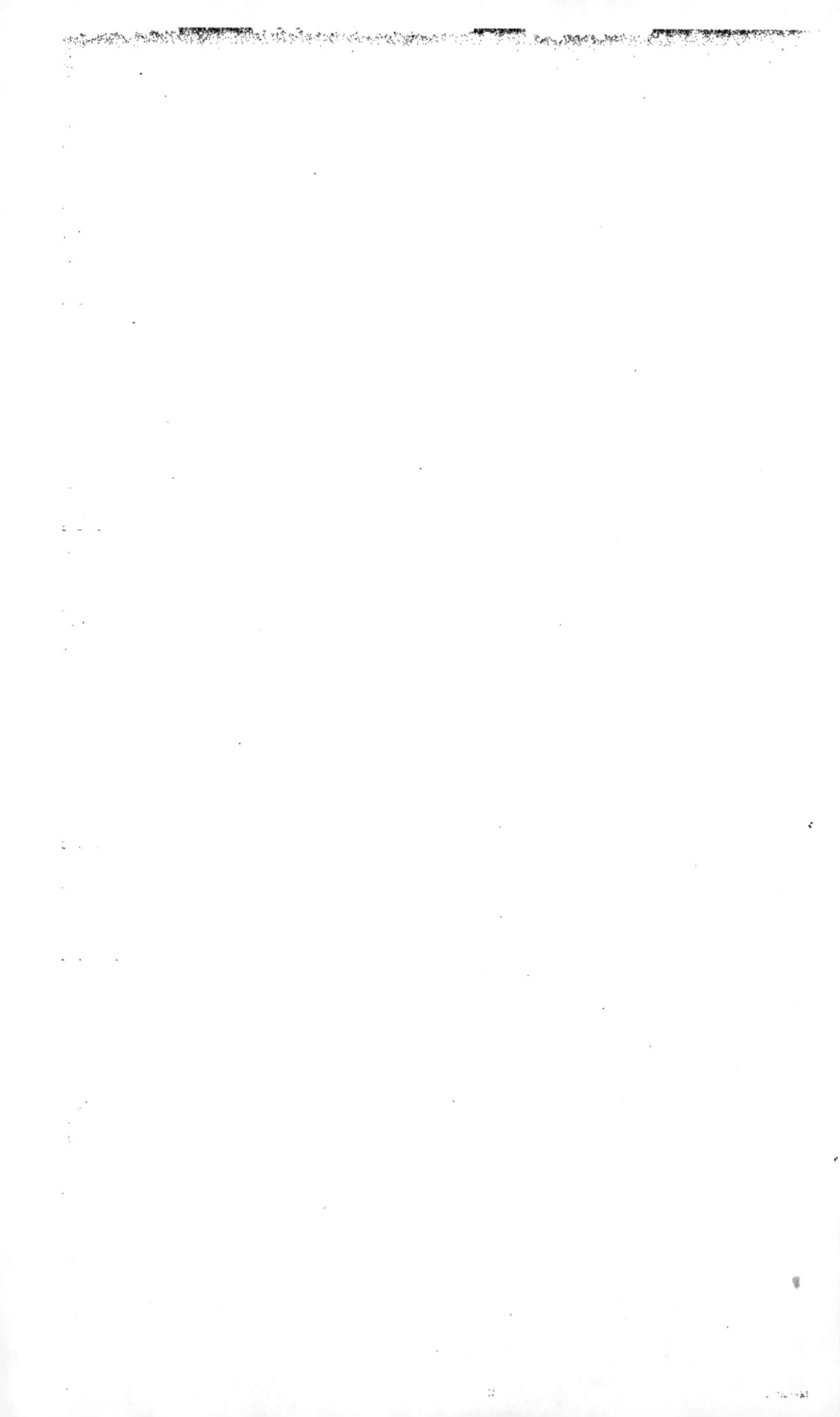

PREMIÈRE PARTIE

DROIT ANCIEN

INTRODUCTION

De toutes les différentes coutumes qui régnaient autrefois sur la France avant le Code civil, l'une des plus intéressantes en elle-même et l'une des plus fécondes par son influence sur les législations étrangères est, sans contredit, la Coutume de Normandie.

Isolée de la France par son gouvernement autonome qui subsista jusqu'en l'année 1205, cette Coutume est restée longtemps soustraite à l'influence des provinces royales ; plus tard, malgré sa réunion à la Couronne, elle resta profondément attachée à ses anciens usages qui lui furent confirmés à plusieurs reprises par les successeurs de Philippe-Auguste et, notamment, en 1315 par Philippe-le-Hutin dans la fameuse charte aux Normands. Aussi, est-ce dans les anciens Coutumiers normands que l'on peut étudier dans leur originalité première et dans leur véritable type primitif, les institutions de droit public qui formaient la base du régime féodal et les institutions de droit privé qui en découlaient.

La loi normande s'introduisit avec la conquête dans tous les pays où les Normands fondèrent des dynasties, en Angleterre, en Italie, en Sicile, où ils apportèrent leurs coutumes, leurs habitudes et leur esprit organisateur.

§ 1. — En Angleterre surtout, l'influence juridique des conquérants fut considérable. Le droit anglais a été formé presqu'entièrement par le droit normand. Le Conquérant avait promis de conserver intactes les traditions des Saxons vaincus ; il n'en fut rien ; le droit normand se trouvant en contact avec les usages saxons, devait les absorber entièrement : « voilà donc cet élément civilisateur qui s'est déjà mêlé à tant de populations diverses, aux prises avec une population nouvelle. Laissons-le faire : il lui donnera plus qu'il n'en recevra, et creusera partout son sillon, à commencer par des lois et coutumes où nous avons vu qu'il déclarait ne vouloir rien innover (1). »

Les successeurs de Guillaume ne renièrent jamais ouvertement sa promesse, mais la tournèrent adroitement. En théorie ce fut la législation saxonne qui resta en vigueur et que les tribunaux durent appliquer ; en fait, ce fut le plus souvent au droit normand que l'on recourut.

(1) Rathery, *Revue française,* année 1839, t. 11-12, p. 257 : *Etudes historiques sur les institutions judiciaires de la Normandie.*

L'influence du droit normand a persisté pendant longtemps en Angleterre et elle subsiste encore de nos jours
dans la plus grande partie des institutions du peuple
anglais.

§ 2. — L'archipel des îles normandes qui comprenait
Jersey, Guernesey, Aurigny et Serk, ayant fait jusqu'au
règne de Henri Ier, partie du duché de Normandie, en
avait conservé les lois et les coutumes.

Comme elles étaient en certains points différentes des
institutions anglaises, des difficultés s'élevèrent lorsque, après leur annexion à l'Angleterre, les îles furent
gouvernées par des fonctionnaires venus du royaume
britannique. Les monarques anglais voulant mettre fin
à ces difficultés continuelles eurent recours à la voie
d'un procès.

Pendant le règne d'Edouard Ier on avait introduit
dans la procédure anglaise les plaids désignés sous le
nom de plaids *de quo waranto.*

Les détenteurs de biens qui paraissaient n'en jouir
qu'en vertu d'une usurpation des droits régaliens, étaient
sommés de produire des titres de nature à prouver leur
droit de propriété. S'ils ne pouvaient les produire, leurs
biens étaient confisqués au profit de la couronne. Des
plaids de cette nature étaient tenus, dans les îles, non
par des juges ordinaires mais par des juges royaux envoyés d'Angleterre et nommés « justiciers itinérants(1)».

_____

(1) Sur la création de ces juges voyageurs, voir dans les *Mémoires de la*

Par une invention singulière le roi Edouard Ier ima-
gina de faire aux insulaires un procès sur la légitimité
de leurs usages (1) ; s'ils ne pouvaient en prouver le
fondement, les Coutumes seraient supprimées et le roi
d'Angleterre ferait la loi à son gré. « On se flattait qu'elles (les îles) ne pourraient fournir la preuve d'une concession royale et on espérait arriver par cette voie dé-
tournée à faire disparaître leurs Coutumes que l'on
aurait déclarées supprimées au profit du roi (2). »

Le plan du roi Edouard ne réussit pas. Le 16 septembre 1299 les justiciers itinérants adressèrent aux habitants des îles, un ordre, leur enjoignant de rédiger leurs
coutumes. Il ne fut pas exécuté. Dix années plus tard,
une seconde enquête échoua de la même façon. En 1320,
trois nouveaux justiciers itinérants furent nommés mais
comme, parmi eux, il s'en trouvait deux qui étaient habitants des îles, ils furent naturellement favorables à
leurs concitoyens et confirmèrent les Coutumes primitives.

C'était à un tout autre résultat que prétendait aboutir
l'autorité royale. Elle fit annuler la confirmation accordée par des justiciers itinérants et en nomma d'autres
qui recommencèrent une nouvelle enquête en 1331. Mais

Société des Antiquaires de Normandie, t. 19, p. 503, l'article intitulé :
Sentences rendues par les commissaires réformateurs envoyés dans la
baillie de Caen vers l'an 1300.
   (1) Havet, *Les Cours royales des îles normandes*, ch. I, § 3, dans la *Bi-
bliothèque de l'Ecole des Chartes*, t. XXXIX. — Tardif, *Summa de legibus*. Introduction, ch. VI, § 3.
   (2) Tardif, *id.*, *ibid.*

celle-ci fut marquée par des scènes de violence : les jersiais et les guernesiais, perdant patience, se révoltaient. Aussi lorsque, en 1332, l'affaire vint à la Cour du banc du roi, les insulaires adressèrent-ils directement au prince, une pétition dans laquelle ils exposaient que les îles de Jersey et de Guernesey « tiègnent et usent et eient toujours usey la coustume de Normandie, qu'est appelé la somme Mankaël » (1). Ils demandaient que cette coutume leur fût confirmée.

La somme Mankaël, œuvre d'un particulier, rédigée entre les années 1254 et 1256 sous le titre de *Registrum judicis Normannie* (2), fut continuée par un normand du nom de Mancaël de Valognes, qui lui donna sa forme définitive (3).

C'est une œuvre juridique remarquable, peut-être une des plus parfaites du moyen âge. La langue originaire est le latin classique transformé. Le livre est écrit en prose rythmée (4). Depuis il a été traduit en prose française, puis en 1280, en vers français (5) soit par Richard Dourbault, soit par Cauph ou Bertrand de Calphephié.

L'œuvre connue couramment sous le nom de Grand Coutumier porte dans les manuscrits les appellations les plus diverses, mais la dénomination adoptée le plus

---

(1) Havet, *Les cours royales des îles normandes*. Pièces justificatives, p. 229.
(2) Tardif, *Summa de legibus,* introduction, ch. IV.
(3) Tardif, ch. VI, § 4.
(4) Tardif, ch. IV, § 4.
(5) Voir le *Grand Coutumier en vers* à la suite du *Dictionnaire de droit normand* de Houard, t. IV, suppl., p. 49 et suiv.

souvent est celle de *Summa de legibus* (1). C'est sous ce nom qu'elle était, nous l'avons vu, connue dans l'archipel de la Manche.

La pétition dans laquelle les insulaires réclamaient la confirmation de leurs Coutumes contenues dans la *Summa*, n'obtint pas satisfaction sur le champ. Mais enfin, en 1341, le roi Edouard III confirma expressément les coutumes des îles.

Depuis sur certains points la législation ancienne a été légèrement modifiée par des usages municipaux et locaux, par des constitutions et ordonnances des rois ou des commissaires royaux qui y étaient envoyés, enfin par les Sentences de la Cour (2). Mais elle s'est maintenue au moins dans les grandes lignes, avec son aspect et sa physionomie générale.

Ce n'est pas à dire que le Coutumier du XIIIᵉ siècle ait, dans l'archipel, l'autorité d'un Code, mais comme il n'y a pas de recueil de lois à Jersey, c'est à la *Summa* que l'on a toujours recours comme raison écrite. A Guernesey il en est de même : le recueil appelé approbation de lois, rédigé sous le règne d'Elisabeth pour fixer le droit guernesiais, n'a pas la même valeur que la *Summa* et ne jouit pas de la même autorité.

Ainsi, nous voyons tout près de nous, de nos jours, une petite société isolée qui, à la fin du XIXᵉ siècle, a

(1) Tardif, § 5.
(2) *Histoire détaillée des îles de Jersey et Guernesey*, par le Rouge, ingénieur géographe du Roi.

encore conservé presqu'intactes les institutions juridiques et l'organisation féodale de la province de Normandie du XIII⁰ siècle. L'île de Serk se divise en une quarantaine de fiefs ; à Jersey et à Guernesey, la « clameur
de Haro » est encore en usage. Les seigneurs sont
tenus de siéger dans les audiences des cours d'héritage.
Ici, le droit normand n'offre donc pas seulement un intérêt historique ; nous pouvons l'étudier dans ces îles,
à l'état de droit actuel, de loi vivante.

§ 3. — En cédant à Rollon la Neustrie, Charles le
Simple lui avait en outre concédé en fief le duché de
Bretagne. Cette concession coûtait peu au roi de France,
la Bretagne étant alors un État indépendant.

Les successeurs de Rollon se mirent en devoir de
conquérir le comté vassal, mais n'y parvinrent pas.
Néanmoins, l'influence juridique des Normands sur
leurs voisins fut considérable. En effet le comté de Bretagne et le duché de Normandie, furent réunis pacifi-
quement pendant quelques années par l'avènement au
trône d'Angleterre de la dynastie des Plantagenets ; de
plus les traités d'alliance, les mariages entre membres
des deux familles ; les longs séjours que les seigneurs
bretons faisaient en Normandie (1) au sein d'une cour
riche et civilisée, opéraient des rapprochements entre les
deux provinces. Aussi voyons-nous dans le plus ancien
monument du droit armoricain, des dispositions ins-

(1) *Revue critique. Vue générale de l'histoire du droit breton*, par
M. Pouhaër, année 1855, I, p. 129.

pirées par la législation de la province de Normandie (1).

§ 4. — De même, cette dernière législation exerça une certaine influence sur les provinces du Maine et de l'Anjou qui faisaient partie, comme elle, du fief des Plantagenets ; c'est par cette influence du droit normand que l'on peut expliquer les ressemblances singulières entre certains usages du Maine et de l'Anjou et les coutumes normandes.

§ 5. — Les Normands qui, après leur établissement sur la côte occidentale de la France, n'avaient pas perdu le goût des expéditions lointaines avaient, après avoir conquis l'Italie méridionale et la Sicile (2), importé dans ces pays les institutions féodales de la Normandie : grâce à l'autorité des Guiscard et de leurs compagnons d'armes, le régime féodal s'organisa dans le sud de l'Italie, non d'après les principes du droit lombard, mais d'après ceux de la France (3).

Enfin certaines institutions de droit privé furent empruntées à la Normandie. Pour n'en citer qu'un exemple, le mariage avenant, une des conceptions, sinon des plus pratiques et des plus équitables, mais à coup sûr une des plus originales du droit normand, était adopté par les coutumes du Royaume de Sicile (4).

(1) *L'assise au comte Geffroy*, par M. Planiol dans la *Nouvelle Revue historique*, année 1887, p. 117 et suiv.

(2) Hallam, *L'Europe au moyen âge*, t. II, p. 12 et 13.

(3) Gautier d'Arc, *Histoire des conquêtes des Normands en Italie, en Sicile, en Grèce*. Préface, p. 32 ; Glasson, *Hist. des institut. de l'Angleterre*, t. II, p. 13, note 27.

(4) Basnage, *Commentaire de la Coutume de Normandie*, édit. 1694, t. I, p. 425.

Retracer l'histoire du droit normand, suivre pas à pas l'histoire du développement de toutes ses institutions de droit public et de droit privé ne rentre pas dans le cadre de l'étude que nous nous sommes fixé. Nous avons choisi l'une des institutions de droit privé qui nous a paru la plus intéressante, non seulement au point de vue historique, mais aussi au point de vue actuel ; nous voulons parler du régime matrimonial usité dans les pays normands.

Chacun sait que la France était avant 1789 divisée en deux parties bien distinctes : les pays de droit écrit et les pays de Coutumes. Cette division correspondait assez exactement à la distinction des pays de langue d'oc et des pays de langue d'oïl.

Les pays de droit écrit, plus profondément pénétrés de l'influence romaine, avaient adopté, légèrement modifiées, les institutions de Rome. Le régime matrimonial était, par conséquent, le régime de séparation d'intérêts, le régime dotal.

Les pays de Coutumes avaient au contraire suivi sur ce point les usages des peuplades germaniques et adopté le régime de la communauté de biens. Seule, la Normandie faisait tache au milieu de ces provinces. Elle avait rejeté formellement, sauf pour les conquêts en bourgage, le régime de la communauté : « Les personnes conjointes par mariage ne sont communes en biens soient meubles ou conquêts d'immeubles ; ains les femmes n'y ont rien qu'après la mort du mari. » (Art. 389 de la Coutume réformée.)

Elle avait adopté un régime de biens entre époux, qui sans être, comme nous le verrons, fondé sur le droit romain était cependant un véritable régime dotal. Consacré dans les premiers textes connus c'est-à-dire en 1200, ce régime, en ce qu'il peut se concilier avec le Code civil, subsiste encore de nos jours non seulement dans le common law anglais, mais même dans les divers départements formés par l'ancienne province de Normandie.

Essayer de découvrir, dans l'obscurité de l'époque contemporaine de l'établissement des Normands en Neustrie, l'origine de ce régime matrimonial, en suivre le développement dans les Coutumiers du XIIIe siècle et dans la Coutume réformée de 1583, enfin voir quelles en sont les parties qui sont encore adoptées en Normandie de nos jours, telles sont les questions qu'il nous a paru intéressant d'étudier : après nous être occupé des origines du régime normand, puis de la constitution de dot, nous passerons à l'étude des droits du mari sur les biens de la femme; puis l'inaliénabilité avec ses conséquences fera l'objet d'un chapitre spécial ; et nous terminerons l'étude de l'ancien droit par l'énumération des bénéfices qui étaient attribués à la femme à la dissolution du mariage. Au point de vue du droit moderne, loin de faire un travail complet sur le régime dotal du Code civil nous examinerons seulement les institutions du droit coutumier qui ont subsisté plus ou moins modifiées jusqu'à nos jours et qui, stipulées dans la plupart des contrats de mariage, impriment au régime matrimonial un caractère puissant d'originalité.

CHAPITRE PREMIER

DES ORIGINES DU RÉGIME NORMAND.

La Normandie, habitée avant l'invasion romaine par les Velocasses au nord et à l'ouest, les Eburovices à l'est, les Abrincatui au sud-ouest, et les Lexovii au centre, composa, après la conquête de César, la plus grande partie du gouvernement de la 2e Lyonnaise. Soumise par Clovis, elle devint franque avec lui et le resta jusqu'en 912, date à laquelle elle fut cédée aux Northmans par Charles le Simple.

Nous trouvons donc en Normandie, outre les peuplades d'origine celtique, 3 couches successives de populations qui ont pu apporter non seulement leurs mœurs mais aussi leurs institutions juridiques : les Romains, d'abord, les Germains ensuite, puis les Scandinaves.

Quelle est la part de ces peuples dans la formation des institutions de la province de Normandie ?

Les Germains et les Scandinaves ont, à notre avis, contribué chacun dans une certaine mesure à l'établissement du droit normand tel que nous l'exposent les coutumiers du XIIIe siècle. Nous croyons qu'il est possible de négliger l'influence du droit gaulois, primitif et rudimentaire. Quant au droit romain, s'il a inspiré quelques dispositions du droit normand, c'est seulement à dater de la renaissance du XIV⁰ siècle ; l'influence du droit romain anté-justinien en Normandie peut être considérée comme ayant été à peu près nulle (1).

Cependant, il est établi tout d'abord que le droit civil a été appliqué en Normandie après la conquête romaine, et que, en second lieu, son étude n'avait pas été abandonnée au moyen âge. Sous le règne de Louis le Débonnaire le bréviaire d'Alaric fut transcrit par un copiste bas-normand (2). Au XIᵉ siècle un professeur de droit romain Lanfranc, né à Paris en 1005, professa le droit civil à Avranches ; plus tard, à la fin du même siècle, Vital, chapelain de Robert, frère du Conquérant, étudia la science juridique romaine à Bayeux.

Le droit de Justinien était à cette époque inconnu des juristes normands : ils n'étudiaient que le droit théodosien contenu dans le bréviaire d'Alaric.

Le droit de Justinien s'introduisit en Normandie au XIIᵉ siècle après la renaissance des études de droit romain de l'école de Bologne et fut rapidement vulgarisé ; dans le cours du XIIᵉ siècle nous trouvons de fréquentes allusions aux *Romanæ leges* (3) ; à cette époque de l'autre côté de la Manche, Vacarius, Lombard d'origine,

---

(1) Glasson, *Histoire des institutions de la France*, t. III, p. 222. *Contra*, Viollet, *Précis*, p. 683.

(2) Caillemer, *Le droit civil dans les provinces anglo-normandes*, dans les *Mémoires de l'Académie nationale de Caen*, année 1883, p. 159.

(3) Caillemer, *op. cit.*, p. 165.

et dont le nom est resté célèbre en Angleterre, professait
le droit de Justinien à Oxford (1).

Il ne semble pas néanmoins que l'influence du droit
romain se soit fait sentir autre part que dans les abbayes
et dans les écoles. Il y a tout lieu de croire que le droit
civil, étudié avec grand soin et professé avec éclat, n'a
pas pénétré dans les mœurs et qu'il n'a pas contribué à
l'établissement de la législation normande. Aucun do-
cument ne prouve que le droit romain ait jamais été
appliqué à cette époque. Bien au contraire, les différences que l'on peut relever entre les deux législations sont
innombrables. Comment aurait-il pu en être autrement
puisque le droit normand avait son fondement dans le
système féodal et que la plupart de ses institutions dérivaient de la féodalité ?

Ce n'est donc pas le régime dotal romain qui est passé
en Normandie ainsi que Tameguy Sorin de Lessay avait
essayé de le soutenir. Bien au contraire, lorsqu'on met
en parallèle les deux régimes matrimoniaux, on n'aper-
çoit que contrastes et divergences :

1° En droit romain, le père était tenu de doter sa fille,
et s'il s'y refusait le magistrat pouvait l'y contraindre.
En Normandie, le père était libre de doter sa fille ou de
l'établir sans dot.

2° Par son mariage la fille est, en Normandie, exclue
de plein droit de la succession paternelle. L'union con-

(1) Glasson, *Histoire des institutions de l'Angleterre*, II, p. 43 à 45. —
Viollet, *Précis*, p. 18.

tractée par la fille, en droit romain, n'influait pas sur sa qualité de *sua heres.*

3° Par son mariage, la femme, en vertu d'une conception des peuplades barbares, perdait entièrement sa personnalité qui se fondait et s'absorbait dans celle de son mari. Il en résultait qu'elle ne pouvait plus faire aucun acte de la vie civile sans l'autorisation de son époux. Autrefois, poussant plus loin les conséquences par une logique rigoureuse, on admettait que la femme ne pouvait pas ester en justice, non seulement en matière civile, mais même au criminel.

Au contraire, nous voyons à Rome, à l'époque classique, la femme capable de tous les actes de la vie civile, sauf le tempérament que vint y apporter le sénatus-consulte Velléien (1).

4° Comme conséquence de cette capacité, la femme pouvait se réserver des droits de libre disposition sur certains de ses biens, dénommés « paraphernaux », « extra-dotaux » ; en Normandie, étant donnée la conception juridique de la femme mariée, celle-ci ne pouvait jamais conserver la jouissance ni l'administration de quelques-uns de ses biens ; l'expression « paraphernaux » qui apparaît dans la coutume réformée n'est nullement employée dans le sens que lui avait donné la législation romaine.

5° Tandis qu'en Normandie, l'aliénation des immeubles dotaux, même du consentement de la femme, était

(1) Glasson, *Histoire des institutions de l'Angleterre*, II, p. 49.

nulle au début et ne devenait valable sous condition de remploi qu'au XVIᵉ siècle, dans les pays de droit écrit qui suivaient la législation romaine, l'inaliénabilité commença par être relative avec la loi Julia, contenue dans la loi des Wisigoths, et ne devint absolue que plus tard, lors de la renaissance du droit de Justinien. Si l'inaliénabilité des fonds dotaux en Normandie venait de la même source que l'inaliénabilité des immeubles de la femme en pays de droit écrit, pourquoi aurait-elle, dans son évolution, suivi une voie exactement opposée ?

6° Les immeubles dotaux, en droit romain, étaient imprescriptibles. En droit normand, la prescription, au contraire, courait pendant le mariage.

7° Le droit de jouissance du mari sur les biens dotaux cessait en droit romain avec la dissolution du mariage ; en Normandie, cette jouissance se prolongeait parfois au delà, en vertu d'une institution spéciale dénommée : « droit de viduité ».

Puisque ce n'est pas dans le droit romain que se trouve l'origine du régime matrimonial normand, c'est dans les lois barbares qu'il faut la chercher. Mais est-ce dans les lois germaniques ou dans les institutions scandinaves ? la question a soulevé bien des débats et des controverses.

Avant le XIXᵉ siècle, les auteurs qui s'étaient occupés des origines du droit normand avaient peu approfondi la question ; Houard (1) pensait que le droit exis-

(1) *Préface des coutumes anglo-normandes*, p. XIII.

tant en Neustrie avant l'invasion des Vikings Danois
avait été le seul facteur, le seul élément de formation du
droit de la province de Normandie (1). Roupnel paraît
avoir été d'un avis contraire. Basnage avait varié d'opinion. Il commençait par exposer que Rollon avait été l'auteur des coutumes normandes (2), plus loin il affirmait
au contraire que le droit de la Neustrie avait inspiré la
plus grande partie des institutions du droit normand (3).

De nos jours, la question a été reprise avec plus d'attention et mieux approfondie. MM. Glasson (4), Gide (5),
notamment, ont vu dans le droit de Germanie la source
exclusive des institutions normandes. D'après eux,
Rollon après son établissement en Neustrie n'a fait que
consolider et sanctionner les usages suivis antérieurement dans la province qui lui était concédée. Mais il
n'a sur aucun point apporté d'innovation.

D'après d'autres auteurs, ce serait dans la Scandina-
vie qu'il faudrait chercher l'origine du droit normand.

Il est certain qu'avec l'invasion germanique le droit
des Germains pénétra dans la future province de Normandie. A cette époque, la loi salique était appliquée
dans cette partie de la Neustrie (6). De plus par le traité

---

(1) Roupnel sur Pesnelle, préface, p. 6.
(2) *Commentaire de la Coutume de Normandie*, t. I, p. 4.
(3) *Op. cit.*, t. I, p. 5 et 6.
(4) *Histoire des institutions de l'Angleterre*, II, p. 95.
(5) Gide (édit. Esmein, p. 397), *Etude sur la condition privée de la
femme*.
(6) Glasson, *Histoire des institutions de la France*, t. III, p. 223.

de St-Clair-sur-Epte, le chef des pirates du Nord promit
de respecter les usages et les institutions du peuple qui
lui serait soumis. Ce qui est plus significatif encore, il
chargea des commissaires de faire, par tout le territoire
du duché, des enquêtes sur les diverses applications de
la législation d'alors. S'il y avait lieu de soupçonner
les rapports des délégués, on devait conférer avec :
« Moult saiges houmes par qui la vérité était sue, ce qui
toujours avait été dit ou fait (1) ».

D'un autre côté, l'opinion qui fait remonter aux envahisseurs danois la source des institutions normandes
a été soutenue par M. Laferrière (2) et M. Daviel (3).
Elle avait déjà auparavant fait l'objet d'une étude spéciale au commencement du siècle : en 1822, le conseil
général de la Seine-Inférieure vota les fonds d'un prix
extraordinaire proposé par l'Académie de Rouen sur
cette question : Quelle fut sous les ducs de Normandie,
depuis Rollon jusqu'à Jean-sans-Terre, l'administration
politique, civile et judiciaire de la province ? L'un des
mémoires déposés, celui de M. Noël de la Marinière,
examinait avec soin les sources du droit et par une com-
paraison attentive des institutions normandes et des
plus anciennes sagas norvégiennes faisait ressortir les
analogies entre les coutumes scandinaves et les institutions normandes ; il tentait de prouver que les disposi-

---

(1) Houard, *Préface de ses anciennes lois des Français*, p. XXV.
(2) *Hist. du droit romain et français*, V, p. 641.
(3) *Revue normande*, 1833-34, II, p. 324 et suiv.

tions du droit normand existaient déjà dans les usages des peuples du Nord.

Nous croyons que les deux théories sont trop exclusives. Ce qui a pu induire en erreur les partisans du 2e système, c'est que les deux législations se ressemblent étrangement sur bien des points. Les Germains et les Scandinaves avaient la même origine ethnique : ces deux peuples dérivaient des Goths, mais les Germains du nord avaient conservé avec plus de fidélité, dans un état de pureté et d'intégrité plus parfait, les institutions primitives de leurs aïeux. Au contraire, par le contact de la civilisation romaine et gallo-romaine, les institutions germaniques s'étaient rapidement modifiées ; la législation des peuples scandinaves tout en ressemblant, sur bien des points, aux coutumes germaniques, en différait donc par un cachet d'archaïsme plus prononcé.

Lorsque la Normandie fut cédée à Rollon, celui-ci trouva déjà en vigueur la plupart des lois usitées dans sa patrie (1) ; mais tandis que ces usages se modifiaient en France, sous l'influence d'une autre civilisation, l'esprit fortement conservateur du droit scandinave arrêta brusquement leur développement, les fixa dans l'état où ils se trouvaient au Xe siècle. On peut donc dire que le chef norwégien n'a apporté presque aucune institution nouvelle, parce que toutes les institutions de

_____

(1) Rathery, Etudes historiques sur les institutions judiciaires de la Normandie. *Revue française,* année 1838, p. 161.

son pays natal se trouvaient déjà en vigueur dans le
territoire conquis ; néanmoins son action a été puis-
sante : c'est sans doute à l'influence conservatrice du
droit scandinave qu'il faut attribuer le caractère d'anti-
quité qui a été si fortement imprimé aux coutumes normandes, et qui les a laissées pendant si longtemps re-
belles aux influences étrangères. En outre de cette
influence conservatrice, nous relevons dans le droit normand certaines particularités qui dérivent manifestement du droit scandinave : la clameur de haro, le jugement par les douze voisins (1), le nams, etc.

Le mot même de nams est certainement scandinave.

On sait que des navigateurs islandais ou norvégiens
au XIᵉ siècle, bien des années avant Colomb, atterrirent
sur la côte orientale de l'Amérique du Nord, à Dighton,
et, pour perpétuer la mémoire de leur découverte, inscri-
virent sur les rochers du rivage en caractères runiques
le mot « nams », prise de possession (2).

Pour expliquer ces particularités on a soutenu qu'elles
avaient été introduites par les guerriers saxons (3) éta-
blis au Vᵉ siècle sur l'ancien territoire des Bajocasses
(aujourd'hui Bayeux) (4). Mais il est peu probable que

(1) Dareste, Les anciennes lois de l'Islande. *Journal des savants*,
août 1881.
(2) Wheaton, *Histoire des peuples du Nord*, p. 43, note et p. 491.
(3) Glasson, *Hist. des instit. de l'Angleterre*, t. II, p. 95.
(4) Augustin Thierry, *Histoire de la conquête de l'Angleterre*, t. I,
p. 55. — Moulin, L'établissement des Saxons sur les côtes de l'Armori-
que en général, et de la 2ᵉ Lyonnaise en particulier, tome VIII du *Bulletin de la Société des Antiquaires de Normandie*.

cette petite colonie ait pu avoir sur toute la province de Normandie une influence aussi grande que celle qu'on lui attribue ; d'autre part Bayeux devint rapidement danois puisque le petit-fils de Rollon, Richard Ier, fut élevé non à Rouen, mais à Bayeux parce que c'était dans cette dernière ville que l'on parlait la langue danoise la plus pure.

D'autre part, on refuse à Rollon et à ses compagnons toute influence dans la formation du droit normand parce que, dit-on, il est invraisemblable que des pillards conduits par un chef de bande aient pu apporter avec eux des coutumes sérieuses (1). A cette objection, on peut répondre que les Francs Saliens envahissant la Gaule n'étaient qu'une poignée d'hommes (Clovis était à la tête de 3.000 guerriers seulement) (2) et cependant, ils ont introduit en Gaule la loi salique. Les Normands, lorsqu'ils s'emparèrent de l'Angleterre, étaient en nombre infime vis-à-vis des Anglo-Saxons. Le petit nombre des envahisseurs norwégiens ne peut donc s'opposer à ce que ceux-ci aient apporté sinon un droit formé de toutes pièces, tout au moins certaines institutions.

Nous avons indiqué tout à l'heure quelques-unes de ces institutions. Il est temps de nous occuper d'une des plus importantes, du régime matrimonial, qui à notre avis découle des Coutumes scandinaves.

Nous savons cependant que la plupart des lois de

(1) Glasson, *Hist. des institut. de l'Angleterre*, II, p. 95.
(2) Hallam, *op. cit.*, I, p. 146, texte et note 1.

Suède,de Norwège, d'Islande et de Danemark consacrent
pour la plupart, outre le régime dotal, le régime de communauté. Chercher dans ces lois l'origine d'un régime
dotal semblerait singulier, si l'on ne se souvenait que
tous ces Codes sont relativement récents ; la loi de Vestrogothie (*Codex antiquior*) date du commencement du
XIIIe siècle (1) ; la loi de Scanie plus ancienne date du
XIIe siècle. Les lois norwégiennes de Frostathing et de
Gulathing, les seules qui nous soient parvenues intégralement, datent du commencement du XIIe siècle (2).
Le code de Magnus est encore plus récent.

Or c'est en l'année 895 que Rollon a été banni du
royaume de Norwège par Harald Haarfagher (3). Ce n'est
donc pas à la législation contenue dans les lois du XIIe
et du XIIIe siècles qu'il faut s'attacher pour étudier les
institutions que le chef norwégien a pu importer en Neustrie, mais bien aux usages suivis antérieurement. Si donc
nous interrogeons les plus anciennes *sagas* nous cons-
taterons que le régime matrimonial alors en usage à
cette époque excluait forcément la communauté. Il ne
pouvait en être autrement : on redoutait ce régime matrimonial, on craignait le transfert des biens dans une
autre famille. Les immeubles avaient alors une importance considérable ; en effet, la propriété de biens fonciers était une condition nécessaire pour la jouissance

---

(1) Beauchet, *Loi de Vestrogothie*, p. 18.
(2) Dareste, *Journal des savants*, février 1881.
(3) Wheaton, *Histoire des peuples du Nord*, p. 295 à 298.

de droits politiques complets ; les possesseurs de biens immobiliers pouvaient seuls siéger dans les assemblées, dans les « things ». « Plus la famille (en Suède), dit Nordström, comptait de propriétaires fonciers, plus elle avait de réputation et d'influence dans la vie publique. Il ne pouvait dès lors lui être indifférent que les terres à elle appartenant lui restassent en propre, ou passassent à une autre famille (1). »

Nous avons dit que, bien loin d'être un régime de communauté de biens, le régime matrimonial primitivement admis par les peuples du Nord était un véritable régime dotal, en effet :

1° La constitution de dot était très fréquente ; elle était la règle. En effet, avant l'union, le *sponsor* de la future se rencontrait avec les parents du fiancé dans un conseil de fiançailles (staemna) ; après un débat qui paraît avoir été assez mercantile, le *sponsor* fixait le chiffre de la dot de la fiancée ; cette dot prenait des noms divers selon les différentes législations : staëmna, fylghp, heimanfylgia, heimanferd, omynd, etc.

Dans les lois germaniques au contraire, la constitution de dot était très rare : *Dotem non uxor marito sed uxori maritus offert* (Tacite). La femme faisait parfois un don au mari ; mais ce don consistait seulement en un cadeau d'armes, de vêtements, etc. ; ce n'était qu'une

---

(1) D'Olivecrona, De la communauté des biens entre époux d'après les anciennes lois des peuples scandinaves. *Revue critique*, année 1859, t. 2, p. 242.

donation mobilière sans importance. Il ne paraît pas avoir eu les caractères d'une dot.

2° Pendant le mariage, le mari avait l'administration et la jouissance des biens de la femme et n'avait à tenir à celle-ci aucun compte des fruits perçus.

3° A la dissolution de l'union conjugale, la femme ou ses héritiers reprenaient les biens dotaux (lois de Gulathing et de Frostathing, Gràgàs, etc.) (1). Le mari était tenu de conserver la dot, celle-ci étant frappée d'inaliénabilité (2).

4° Le consentement donné par la femme ne pouvait valider les aliénations de biens dotaux consenties par le mari. En effet, en vertu du *mundium* primitif, la femme était fictivement considérée comme ayant par son mariage perdu sa personnalité qui se confondait dans celle de son époux. Au contraire, la femme dans le droit germanique, où le *mundium* était déjà affaibli, pouvait, en prêtant son consentement à l'aliénation de son bien propre consentie par son mari, faire valoir cette aliénation.

En étudiant les textes les plus anciens du droit normand nous pourrons constater que leurs dispositions, quant au régime matrimonial, s'écartent des dispositions du droit germanique, mais se rapprochent, et de la façon la plus sensible, des principes sur la même matière du droit des peuples scandinaves (3) : l'habitude

---

(1) D'Olivecrona, p. 220.

(2) Laferrière, t. VI, append. 6. Schlegel, *Introduction à son édition des Gràgàs*, § 32, p. 106.

(3) Rathery, *Etude histor. sur les instit. judiciaires de la Normandie*, p. 161.

de constituer à la fille une dot qu'elle apporte à son époux lors de son mariage se retrouve dans les deux législations. Le *mundium* des peuples scandinaves, dans sa puissance la plus caractéristique et son énergie la plus intense, subsiste en Normandie. Enfin, l'impossibilité pour la femme de valider, même par son consentement, les aliénations consenties par son mari — cette impossibilité dérivant sans nul doute du *mundium* primitif — existe dans le très ancien coutumier de Normandie, comme elle existait dans les institutions scandinaves.

Si, après avoir comparé les institutions des deux peuples, nous interrogeons les faits et l'histoire, nous trouverons confirmées les inductions que les textes nous ont dictées. Nous verrons que, au moment où ils s'emparaient de la Normandie, les chefs norwégiens, en contractant des unions avec les filles des habitants de la Neustrie, ont toujours adopté le régime matrimonial de leur pays d'origine.

Il ne faut pas croire que c'est à une poignée d'envahisseurs, à une bande de pirates encore occupés à ravager et à piller la future province de Normandie, que le roi Charles le Simple concéda une partie de son territoire.

En 896, c'est-à-dire seize ans avant le traité de St-Clair-sur-Epte, les Normands avaient pénétré dans la ville de Rouen, d'une manière toute pacifique, au moyen d'une trêve conclue entre leur chef Rollon et l'archevêque de la ville. Après s'y être introduits ils s'y organisèrent de façon à fonder un établissement durable : « ayant amarré leurs vaisseaux, tous les chefs parcoururent la ville en différents sens ; ils en examinèrent avec attention les remparts, les quais, les fontaines, et les trouvant à leur gré, ils résolurent d'en faire une place d'armes et le chef-lieu de leur nouvel établissement » (1).

C'est alors que s'opéra un mélange des peuplades scandinaves et du peuple indigène. En 898, des habitants de Rouen combattaient dans les rangs des Normands, car cette année-là, le duc de France, Ragnehold voulant forcer les retranchements du camp établi par Rollon près d'Evreux, périt de la main d'un pêcheur de Rouen (2).

Après avoir conquis par les armes le territoire dont la possession lui fut plus tard solennellement confirmée, Rollon alors « roi » dans la langue des hommes du Nord, cessa de ravager la contrée.

Bien au contraire, il sut de bonne heure se concilier l'affection de ses futurs sujets. « Tout païen qu'il était le nouveau duc se rendit populaire auprès des habitants indigènes. Après l'avoir maudit comme un pirate, ils l'aimèrent comme un protecteur dont le pouvoir les garantissait à la fois de nouvelles attaques par mer et

---

(1) Augustin Thierry, *Histoire de la conquête de l'Angleterre par les Normands*, t. I, p. 193.
(2) Augustin Thierry, *id.*, *ibid.*

des maux que la guerre civile causait dans le reste de la France » (1).

Le traité de 912 apparaît, non pas comme créant un état de choses nouveau, mais comme la consolidation de ce qui existait auparavant. Les Norwégiens, lors de la convention de St-Clair-sur-Epte, étaient déjà depuis de longues années mélangés à la population indigène, ils avaient donc déjà contracté des unions et fondé des familles.

Nous en avons d'ailleurs un exemple éclatant. Après s'être emparé de la citadelle de Bayeux en l'an 900, Rollon prit pour femme « suivant les rites de sa religion et la loi de son pays », une jeune fille d'une grande beauté, la fille du comte Béranger nommée « Popa » (2).

Cette union faillit même entraver son second mariage, politique celui-là, contracté en 912 avec la fille du roi de France. Mais les clercs firent observer que le précédent mariage ayant été contracté suivant les lois païennes, il pouvait être tenu comme non avenu.

Si Rollon en l'an 900 s'est marié en suivant les lois de son pays d'origine, il n'est pas douteux que ses compagnons d'armes l'aient imité. Pouvaient-ils même agir autrement ? Païens, comment auraient-ils pu contracter un mariage selon les rites de la religion chrétienne ?

L'union était donc contractée suivant les usages des

---

(1) Augustin Thierry, *op. cit.*, t. I, p. 197.
(2) Aug. Thierry, *id.*, *ibid.* Wheaton, *Hist. des peuples du Nord*, p. 301. Guillaume Longue-Epée était né de cette union.

peuples scandinaves et le régime matrimonial adopté était en conséquence celui de ces peuples mêmes, régime dont nous avons esquissé plus haut les traits généraux et qui se rapproche tant du régime matrimonial du très ancien coutumier normand.

Tels sont les résultats de nos recherches sur ce point : à notre avis, le droit germanique a inspiré le plus grand nombre des dispositions du droit normand primitif et en général le droit scandinave n'a fait que les confirmer et les fixer davantage. Mais sur certains points, le droit scandinave a introduit des institutions nouvelles et parmi celles-ci, la plus intéressante est celle du régime dotal.

CHAPITRE II

DE LA CONSTITUTION DE DOT.

En étudiant la constitution de dot, nous avons l'intention de traiter :

1° De la constitution de la dot par les père et mère ;

2° De la constitution de la dot par les frères, ou du mariage avenant, institution originale de la Normandie ;

3° Du paiement de la dot et des exceptions qui peuvent être opposées à la fille réclamant l'exécution des promesses de dot ;

4° De la garantie de la dot sous ses divers aspects.

§ I. — Dot constituée par les père et mère.

Profondément pénétrée de l'esprit féodal, la Coutume de Normandie, dans ses plus anciennes dispositions, avait proclamé le principe de l'exclusion des filles au profit des mâles (1)... *Impia consuetudo inter nos tenetur ut de terrâ paternâ sorores cum fratribus portionem non habeant.*

---

(1) *Summa de legibus Normannie,* ch. 24, *De Portionibus,* § 14, édit. Tardif, 1896, p. 83.

Ce principe découlait en premier lieu de l'organisation du système féodal, les femmes étant incapables d'acquitter les divers services dus par le feudataire au seigneur suzerain.

Il trouvait aussi son explication dans la tendance manifestée par l'ancienne Normandie de perpétuer les familles en leur conservant toujours la grandeur et la splendeur du nom. On se refusait à admettre que les filles pussent porter dans une autre famille les biens venant de leurs ancêtres, tandis qu'en les maintenant dans la possession de l'héritier mâle, on contribuait à en augmenter encore la richesse et le pouvoir. Cette seconde raison subsistera plus longtemps que la première, elle existera même à la veille de la Révolution.

Contrairement aux autres Coutumes de la France, en Normandie, l'exclusion des filles de l'hérédité paternelle avait lieu de plein droit ; leur renonciation à la succession était superflue tandis que dans les autres Coutumes elle devait être expressément déclarée.

Cette exclusion était si bien fondée sur la préférence des mâles que si ces derniers ne pouvaient ou ne voulaient accepter l'hérédité, lorsqu'elle passait en d'autres mains que celles des héritiers légitimes, les filles avaient droit « à partage au lieu de mariage (1) ».

Il en était ainsi :

(1) Le Poittevin, Des droits de la fille et du mariage avenant dans la Coutume de Normandie dans : *Nouvelle Revue historique de droit français et étranger*, année 1889, p. 655.

1° Lorsque l'hérédité était confisquée : (art. 263) « le fisc doit bailler partage aux filles, et n'est reçu à leur bailler mariage avenant. »

2° Lorsque l'héritier avait subrogé ses créanciers dans ses droits (même article).

3° De même lorsque les créanciers faisaient décréter (saisir) les biens de l'héritier mâle, leur débiteur.

4° De même encore, lorsque l'héritier mâle avait cédé ses droits successoraux.

Dans ces divers cas, où le fils ne succédait pas, les filles venaient à succession.

Comme contre-partie à l'exclusion des filles au profit des mâles on leur constituait une dot au moment de leur mariage.

Le donateur pouvait s'il le voulait se dessaisir immédiatement en délivrant des biens, meubles ou immeubles ; il pouvait aussi sans se dépouiller sur le champ conférer certains avantages à la fille en faisant à son profit, par exemple, une donation de biens présents et à venir. Les parents pouvaient également la réserver à leur succession, et c'était un des cas exceptionnels dans lesquels la fille était héritière.

Lorsque le père était vivant c'était lui qui dotait la fille, à son défaut la mère et à leur décès les descendants mâles qui bénéficiaient de la succession.

Art. 251. — « Le père et la mère peuvent marier leur fille de meubles sans héritage ou d'héritage sans meubles, et si rien ne lui a été donné, rien n'aura. »

Les pères ne doivent à leurs filles qu'un mari, ils ne lui doivent pas de dot ; sur ce point, la coutume s'en remet entièrement à l'affection paternelle ; le père peut estimer que les droits acquis par la femme entrant dans sa nouvelle famille : douaire, droit au tiers des acquêts en cas de survie... assurent à sa fille une situation avantageuse et s'il la marie d'un « chapel de roses » ou « d'un bouquet de fleurs », elle est réputée suffisamment pourvue ; elle n'aura rien à prétendre sur la succession.

C'est donc par suite d'un mariage conclu par son père que la future est exclue de l'hérédité paternelle, si elle s'est mariée sans le consentement de son père, n'aura-t-elle pas conservé intacts tous ses droits ? Ce n'est pas l'affection paternelle qui a présidé au choix de l'époux, ce n'est pas le père qui a décidé l'union de sa fille, ce n'est pas lui qui l'a mariée. Néanmoins, un arrêt du 20 juillet 1636 avait tranché la question au détriment de la fille ; on se refusait à donner à celle qui s'était insurgée contre l'autorité paternelle un droit successoral dénié à celle qui avait respecté cette autorité. L'arrêt précité fut suivi d'autres décisions dans le même sens, notamment d'un arrêt en date du 16 février 1650.

Si au contraire le père, ayant refusé injustement son consentement au mariage, le juge autorise la fille majeure de 25 ans à contracter mariage, le père sera tenu de doter.

Pour constituer la dot, le père peut disposer en pre-

mier lieu de ses biens propres ; il peut également disposer des meubles et des acquêts.

Il est, en effet, propriétaire de ces biens pendant le
mariage et peut en disposer sans le consentement de sa
femme qui n'a sur eux qu'un droit éventuel, un droit
de survie. Il en serait de même encore de nos jours,
si les père et mère en se mariant sous le régime dotal
avaient contracté une société d'acquêts, clause qui
accompagne toujours en Normandie la stipulation du
régime dotal. Le père pourrait disposer à son gré des
biens de cette société pour doter l'enfant issu du mariage et, de même qu'autrefois, la mère ne pourrait pas
être recherchée pendant le mariage, mais seulement
après sa dissolution. Toutefois il subsisterait une différence importante : la mère ne serait tenue de la dot que
pour moitié en devenant commune. Autrefois au contraire, sous l'empire de la Coutume de 1583, le droit de
la femme aux acquêts étant un droit héréditaire elle devenait l'héritière de son mari, et comme telle tenue solidairement des dettes et par suite du paiement de la dot
promise par son mari. C'était en effet un principe de
droit normand que les dettes ne se divisaient pas de
plein droit entre cohéritiers mais que chacun d'eux pouvait être poursuivi pour le tout : *in solidum*.

Le père ne peut doter sa fille avec les biens propres
de sa femme ; s'il l'a dotée de cette façon on ne considé-
rera pas la femme comme obligée de son vivant ; cette
convention de dot aura seulement pour résultat de fixer

la légitime de la fille après le décès de sa mère (1).

A défaut du père (2), c'était la mère qui dotait sa fille, mais de même que le père, elle n'était pas *obligée* de constituer une dot. On avait fait exception pour la mère remariée quoique la Coutume n'eût établi aucune distinction.

On admettait que, dans ce cas, la fille non dotée n'était pas déchue du droit de demander un mariage avenant, car elle ne devait pas attendre beaucoup de sollicitude de la mère qui avait convolé en secondes noces (arrêt du 27 juillet 1681) (3).

Si le père a constitué une dot de son vivant, la mère n'y sera pas obligée, même s'il a déclaré avoir doté pour droits paternels et maternels. Il en était autrement dans les pays de communauté ; le père qui constituait seul une dot à l'enfant commun obligeait la communauté et si la femme acceptait, elle devait supporter la moitié de la dot.

Le mari pouvait en effet disposer à son gré des biens de la communauté, il ne pouvait engager personnellement la femme, mais en acceptant la communauté elle devenait obligée à la dot par moitié comme commune en biens.

Le droit normand, en rejetant la communauté entre époux ne pouvait admettre cette conséquence, la femme

(1) Flaust, p. 217, 128.
(2) Frigot, t. I, p. 280.
(3) Basnage, t. I, p. 394.

ne sera pas obligée même si le mari a déclaré dans le contrat avoir doté pour droits paternels et maternels, toutefois une promesse formelle de la mère engagera cette dernière (1), on allait même plus loin : on admettait que la mère qui, sans s'engager personnellement avait signé au contrat par lequel son mari dotait pour droits paternels et maternels, était censée avoir ratifié la promesse du père ; elle était tenue personnellement. En droit romain, « Si pater dotem filiae constituit, hoc addito tam de paternis quam de maternis rebus, de paternis tantum dotasse videtur ». Et l'on n'admettait pas que la mère pût être tenue même si elle s'était obligée conjointement avec son mari.

D'autre part, en pays de communauté, c'était par moitié que les parents devaient contribuer à la charge de la dot, lorsqu'ils s'étaient obligés conjointement au paiement de la dot, sans stipuler la part de chacun.

En Normandie au contraire, lorsque la mère s'était obligée à la dot, c'était proportionnellement à leurs biens, et non par moitié, que se répartissait cette charge entre les père et mère. Cette seconde différence, comme la première, nous paraît découler de la diversité des deux régimes matrimoniaux : dans le régine dotal, la mère n'ayant que des biens propres, il est tout naturel de déclarer que les époux sont tenus, chacun en proportion de ses facultés.

(1) Flaust, t. I, p. 217-218.

Les auteurs commentant la Coutume, expliquent ces différences d'autres façons ; en droit romain, disent-ils, c'est sur le père seul que reposait l'obligation de doter. En pays de coutume, il en est différemment ; cette obligation repose d'un poids égal sur la tête des époux ; c'est une sorte d'obligation conjointe. Or la règle en semblable matière, c'est que chaque débiteur soit tenu pour moitié.

On peut bien de cette façon expliquer la différence entre le droit romain et le droit coutumier ; mais comment expliquer celle qui existait entre le droit coutumier et le droit normand, qui tout en ayant adopté les mêmes principes pour la puissance paternelle, conduisaient à des résultats opposés en matière d'obligation dotale ?

Néanmoins le Code civil a admis que même si les époux étaient mariés sous le régime dotal, la dot constituée par eux conjointement, se répartirait par portions égales (art. 1544, al. 1). Toutefois pour que cette obligation existe, il faut un engagement formel de la mère (art. 1544, al. 2). Si la dot est constituée par le père seul pour droits paternels et maternels, la mère, quoique présente au contrat, ne sera pas engagée, et la dot demeurera en entier à la charge du père ; cette disposition concordait avec celle du droit normand.

Les parents jouissaient en vertu de l'article 250 de la Coutume de la plus grande liberté pour la constitution d'une dot à leurs filles ; ils pouvaient même leur confé-

rer certains avantages sans cependant se dessaisir immédiatement des biens donnés ; ils arrivaient à ce but
par divers moyens.

I. — Ils pouvaient tout d'abord réserver leur fille mariée à leur succession. Cette réserve conférait à la fille
les droits attachés à la qualité d'héritière ; elle ne pouvait avoir lieu que dans le contrat de mariage ; plus tard,
elle n'avait pas d'efficacité.

II. — Au moyen d'une réserve de mariage avenant.

La fille non mariée du vivant de ses père et mère
pouvait réclamer à ses frères une dot convenable, un
mariage avenant ; mais son mariage du vivant de ses
auteurs lui faisait perdre tout droit à cette créance. Pour
éviter ce résultat, les parents pouvaient, en mariant
leur fille, déclarer qu'ils lui réservaient tous ses droits
contre ses frères venant à leur succession. Mais à la
différence d'une réserve à succession, la réserve de mariage avenant, ne conférait à la fille que des droits de
créance.

III. — Donation cumulative de biens présents et à venir.

Depuis l'ordonnance de 1731, il était admis qu'une
fille bénéficiant d'une donation de biens présents et à
venir, avait le choix de prendre les biens tels qu'ils se
trouvaient au décès du donateur « ou de s'en tenir aux
biens qui existaient dans le temps que la donation aurait été faite ». Cette solution n'avait pas été admise
sans difficulté ; les auteurs avaient longtemps varié sur
l'interprétation à donner à une semblable donation : les

uns la considéraient comme une simple institution con-
tractuelle, les autres se ralliaient à l'interprétation qui a
triomphé dans la suite.

A la différence de la dot proprement dite, ces diverses
combinaisons ne conféraient à la fille que des espéran-
ces, et non des droits actuels. Elles ne pouvaient toutes
avoir lieu que par contrat de mariage. La dot, *stricto
sensu*, celle qui consistait en une donation de biens
présents, à titre particulier, était-elle astreinte à la
même règle rigoureuse ; ne pouvait-elle être constituée
ou augmentée pendant le mariage? La question avait
été longtemps controversée.

D'un côté on disait que le père avait suffisamment
satisfait à ses obligations en mariant sa fille et en lui
assurant par son union un douaire et un droit aux
acquêts. On invoquait l'article 252 de la coutume réformée : « La fille mariée par son père ou mère ne peut
rien demander à ses frères pour son mariage outre ce
qu'il lui fut par eux promis quand ils la marièrent. »
Ces mots, disait-on, n'étaient pas seulement indicatifs
ils avaient aussi un sens limitatif ; enfin on invoquait
le principe de la conservation des biens dans la famille,
principe d'utilité générale, raison politique, devant laquelle les intérêts particuliers des filles devaient s'incliner.

D'autre part, les partisans du système opposé invo-
quaient à l'appui de leur thèse des considérations tirées
de la situation inférieure des filles en Normandie. Ils

disaient que celles-ci avaient déjà si peu de droits qu'il
ne fallait pas leur enlever les quelques faveurs dont
elles pouvaient bénéficier quelquefois. D'ailleurs si le
père en mariant sa fille ne lui avait rien donné parce
qu'il se trouvait sans ressources, pourquoi le priver de
faire participer sa fille à sa fortune échue dans la suite ?
D'autant plus qu'écartée de la succession par son mariage, elle ne pouvait comme ses frères recueillir des
biens augmentés depuis son union. L'article 252 n'était
pas restrictif mais seulement indicatif. Il montrait que
les donations faites en faveur de la fille lui étaient le plus
souvent consenties au moment de son mariage mais que
c'était un usage qui n'avait rien d'absolu. Enfin on faisait valoir un argument décisif tiré de l'article 254. Cet
article déclarant que les donations excessives faites par
les père et mère à leur fille sont révocables, commençait
par ces mots : « Si père et mère ont donné à leurs filles
en faveur du mariage ou *autrement...* »

La jurisprudence avait peu varié et elle a toujours sauf
dans un arrêt célèbre connu des commentateurs sous le
nom d'arrêt de Falla, admis que la dot pouvait être constituée ou augmentée pendant le mariage (arrêt notamment du 11 mars 1605) : un père en mariant sa fille lui
avait donné 2.500 livres ; trois ans après il lui donna
une sergenterie noble d'une valeur annuelle de 200 livres.
Le frère contesta cette donation comme ayant été faite
pendant le mariage. La sœur soutenait que cette donation n'excédant pas la légitime était valable quoique pos-

térieure à la célébration de son union et obtint gain de
cause.

§ II. — Dot constituée par les frères.

Si la fille n'avait pas été mariée du vivant de son père,
c'était alors à ses frères qu'incombaient le devoir et l'o-
bligation de la marier. Cette disposition paraît avoir son
origine soit dans les anciennes lois scandinaves, soit
dans les coutumes germaniques : dans les lois de ces
deux peuples la femme ne se mariait pas elle-même mais
c'était son plus proche parent mâle qui la mariait. Ce
pouvoir du *sponsor* dérivait du droit de tutelle perpétuelle sur la personne de la femme.

En Normandie la tutelle perpétuelle des parents mâles
sur la femme n'existe plus, toutefois le frère a sur ses
sœurs, à défaut du père, un pouvoir familial. Il veille à
l'honneur de la famille et surveille la dignité du mariage
de ses sœurs. Son rôle dans la Coutume de Normandie
ressemble encore en bien des points à celui du *sponsor.*

Nous avons vu que la fille était, en Normandie, exclue
de la succession ; elle ne pouvait rien recueillir de l'hérédité, elle n'était pas héritière, mais en revanche,
elle était créancière de la succession, créancière d'un
mariage avenant, *maritagium competens,* c'est-à-dire
d'une dot convenable (Le mot *maritagium* est en effet
toujours pris dans les anciens textes dans le sens de
dot. Le terme romain *dos* signifiait le douaire. La première fois que l'on voit apparaître le mot *dos* dans le

sens de dot, c'est en 1538 dans l'arrêt de Cerisey) (1).

Le très ancien *Coutumier*, ch. 10, établissait et consacrait en ces termes, l'obligation des frères : *Si vero aliquis heres aliquam habeat sororem eam maritabit de parte terrae patris sui, vel de pecunia juxta posse suum rationabiliter et in genere et in tenemento...* (2).

Les mêmes dispositions se trouvent reproduites dans le grand Coutumier.

> « Sœurs ne peuvent en l'héritage
> Du père avoir fors mariage
> Vers frères ou leurs hoirs requierre.
> Et se les frères *tout sans terre*
> De meubles ou de terre ensemble,
> Ou de terre sans meubles il semble,
> Si ainsi fayre le voulaient,
> Marier icelles pourraient
> Et parage à eux convenable
> Il leur devrait être aggreable (3). »

A cette époque les frères ne sont tenus que de procurer à la fille un mariage convenable, « parage à eux convenable ». Ils doivent la marier mais sans la « déparager » (4). Sans doute, le plus souvent ainsi que le prouvent les textes cités, l'usage était de constituer une dot *de meubles ou de terre ensemble*, mais Terrien déclare dans son Commentaire que les frères peuvent ma-

---

(1) Terrien, p. 267 ; Hoüard, *Dictionn.* au mot *Dot*.

(2) *Très ancien Coutumier*, Pars Iª, cap. X, *de maritagio sororum*, édit. Tardif, p. 10.

(3) *Coutumier* en vers de Richard Dourbault, ch. 34, la suite du *Dictionnaire* de Hoüard, p. 75.

(4) Terrien, p. 208.

rier leurs sœurs sans leur rien donner pourvu qu'elles ne subissent pas de mésalliance : *Competens enim est maritagium si personae idonae prout genus et possessiones paternae requirunt, maritetur.* Mais cette obligation comparée à celle du père n'a déjà plus le même caractère ; celui-ci était libre de marier sa fille selon son bon plaisir, on s'en remettait à son affection paternelle, on présumait que son amour pour sa fille l'empêcherait de lui faire contracter une union qui n'aurait pas été convenable sous tous les rapports ; on n'attendait pas tant d'affection de la part du frère, on était plus méfiant à son égard.

La réformation de la Coutume apporta un changement aux usages antérieurs : elle n'admit pas que le fils eût suffisamment satisfait à son devoir en mariant sa sœur sans dot, même sans la mésallier. Les filles eurent le droit d'exiger une dot, article 257 de la Coutume de 1583 : « Les frères peuvent comme leurs père et mère, marier leurs sœurs de meuble sans héritage ou d'héritage sans meuble pourvu qu'elles ne soient pas déparagées — et ce leur doit suffire. » L'article 257 n'ajoute pas comme l'article 251 : « Et si rien ne lui a été donné, rien n'aura. »

La dot que pouvait exiger la sœur en se fondant sur cet article était souvent constituée à l'amiable.

La sœur débattait le montant de sa dot, et la quotité une fois fixée et acceptée, ses frères ayant satisfait à leur devoir, elle se trouvait écartée de la succession pater-

nelle. Elle pouvait aussi ne pas accepter le chiffre offert
et alors elle avait recours pour la fixation de sa dot à
une réunion de parents, sorte de conseil arbitral.

A. — *Dot constituée à l'amiable.*

Il n'était pas nécessaire que la dot ainsi constituée
fût équivalente à celle que les parents eussent fixée si
on avait fait appel à leur juridiction, à la dot légitime.
Si la fille mariée sans être mésalliée avait accepté librement la dot offerte par ses frères ; elle ne pouvait plus
agir en supplément de légitime. On présumait que le
douaire et les autres avantages attachés à l'état de
femme mariée lui tiendraient lieu de ce qui lui faisait
défaut (1). Néanmoins si la sœur avait été induite en
erreur sur les forces de la succession par le dol de ses
frères, dol consistant à diminuer aux yeux de leur sœur
le montant de la succession paternelle, elle pouvait
agir en nullité de la convention de dot.

En fait cependant, l'envie de se marier, le désir de se
délivrer de l'esclavage d'un frère ou d'une belle-sœur,
faisaient parfois consentir la fille à tout ce qu'on lui
proposait.

Ce cas se présentait assez rarement dans la pratique,
car les femmes normandes, à cette époque déjà, connaissaient toute l'étendue de leurs droits et n'ignoraient pas
qu'elles pouvaient exiger l'arbitration régulière de leur

(1) Le Poittevin, *op. cit.*, p. 651.

mariage avenant et obtenir plus que ce qui leur était librement consenti par leurs frères. Le plus souvent, en effet, c'était à la juridiction de leurs parents qu'elles faisaient appel.

B. — *Dot fixée par les parents ou mariage avenant proprement dit.*

Lorsqu'un parti se présentait pour la fille, les frères pouvaient se refuser parfois à payer la dot réclamée par la future ; celle-ci exigeant plus que l'on ne voulait lui donner, qui pouvait alors trancher le différend ? et qui devait fixer le montant de la dot ? Il est probable que primitivement les plus proches parents furent naturellement appelés à donner leur avis lorsqu'une contestation s'élevait entre la sœur et ses frères pour le paiement de la légitime. Cet antique usage fut sanctionné par la coutume réformée. Auparavant, les parents devaient jouir d'une grande liberté, mais dans le dernier état du droit, ils devaient fixer comme légitime le *tiers* de l'hérédité, c'est-à-dire la part maxima à laquelle aurait droit la fille sur la succession de son père. Ce tiers est la part de succession de la fille, sa légitime. C'est la part à laquelle elle aurait eu droit, si le frère avait refusé de la marier. C'est le maximum de sa part héréditaire. Mais c'est aussi le minimum et les parents appelés à fixer le montant de la dot ne peuvent donner, au moins dans le dernier état du droit, moins que la part héréditaire. Le mariage avenant est donc, quant à sa quotité, l'équivalent d'une part héréditaire : mais quant à sa quotité seulement, car il conserve toujours la nature d'une créance (1).

C. — *Sûretés attachées à la créance du mariage avenant.*

La créance de dot était fortifiée par des garanties particulières :

1° La dot était due *solidairement* : et cependant la solidarité entre cohéritiers ne s'appliquait qu'aux dettes contractées par le défunt. Si le père promettait une dot à sa fille en la mariant, ses héritiers seraient tenus solidairement du paiement de la dot. Mais ici, il n'a rien promis ; aucune dette n'est née en sa personne ; donc ses héritiers mâles ne devraient pas être tenus solidairement. Ils l'étaient cependant. « Les sœurs ne sont que simples créancières sur la succession de leurs père et mère mais leur condition ne doit pas être plus désavantageuse que celle des créanciers qui ont une obligation solidaire contre tous les héritiers (1). » Une jurisprudence constante avait admis la solidarité (arrêts notamment du 8 août 1621, 18 août 1656, 18 avril 1666, etc.).

2° Les biens de la succession n'entrent dans le patrimoine du frère, que grevés de la dette du mariage avenant, due à la sœur.

3° La créance de dot est munie d'un droit réel, d'un droit de suite, mais ce droit revêt ici une forme singulière. Il ressemble à une hypothèque, mais à la diffé-

_____

(1) Le Poittevin, p. 667.

rence de l'hypothèque il ne saisit pas réellement les biens du débiteur pour arriver à un paiement en argent. C'est une créance réelle, foncière sur l'immeuble, qui permet à la fille de demander qu'une partie des immeubles de la succession lui soient délivrés en paiement de sa légitime (1).

C'est une sorte d'envoi en possession qui peut être rapproché du droit accordé à la femme pour ses reprises dotales par l'article 121 des Placités.

En vertu de ce règlement, « la femme ou ses héritiers peuvent demander que partie des héritages affectés à son dot, non aliénés, leur soient baillés à due estimation pour le paiement dudit dot ».

De même la fille peut se payer de son mariage avenant en se faisant délivrer une partie des immeubles de l'hérédité ; mais son privilège est plus étendu que celui de la femme dotale puisqu'elle peut exiger cette attribution en nature même si les biens sont entre les mains de tiers acquéreurs tandis que ce recours sur les tiers était interdit à la femme dotale.

La situation de la fille était donc au point de vue juridique des plus singulières. Elle était seulement créancière : son droit étant payable en deniers ; mais cette créance portait sur les immeubles de la succession : c'était un droit foncier (2).

Les commentateurs appellent son droit une créance

(1) Le Poittevin, p. 671 ; Basnage, t. I, p. 391.
(2) Pesnelle, t. I, p. 267.

foncière, une créance réelle. Les immeubles de la succession la garantissent par conséquent. Toutefois nous
venons de le voir, la fille a sur eux plus qu'un droit de
gage. En cas de non-paiement, sa qualité d'héritière reparaît, elle rentre en possession des biens de l'hérédité
comme si elle en avait été propriétaire.

Cependant, c'est à ce point de vue seulement, que l'on
peut la considérer comme propriétaire des biens héréditaires : héritière, elle ne le fut jamais sous l'empire de
la coutume, il fallut la Révolution pour instituer le partage égal des biens héréditaires sans distinction de sexe.
Et cependant, d'une grande subtilité au point de vue
juridique, la théorie du mariage avenant donnait lieu
dans la pratique à des difficultés et à des contestations
sans nombre. Les commentateurs ne l'aiment pas, Basnage s'exprime ainsi :

« L'expérience apprend tous les jours, que l'arbitration
du mariage avenant est si difficile et si fortement traversée par les frères, que leurs pauvres sœurs ne pouvant
suffire à la dépense sont forcées d'en abandonner la demande..... (1). »

« Rien de plus embarrassant que la liquidation de
mariage avenant et légitime des filles..... (2). »

La loi du 8 avril 1791, en supprimant le privilège de
masculinité et assurant aux filles dans les successions
des droits égaux à ceux des frères fit tomber du même

(1) Basnage, t. I, p. 390.
(2) Frigot, t. I, p. 300.

coup la défectueuse théorie normande du mariage avenant.

C'est à dessein que nous n'avons pas jusqu'ici parlé
de la constitution de dot émanée de la future elle-même.
Par son mariage en effet, la fille majeure qui n'avait ni
parents ni frères apportait à son mari l'usufruit de tous
ses immeubles. Elle ne pouvait se réserver des droits
d'administration et de jouissance sur ses biens : les paraphernaux tels qu'ils étaient connus en droit romain
et dans les pays de droit écrit étant ignorés en Normandie. Les droits du mari sur les biens de sa femme
naissaient du mariage et non d'une constitution de dot
qui eût été entièrement superflue. Mais, si la femme ne
pouvait se réserver la jouissance de ses biens, elle pouvait au contraire augmenter les droits de son futur en
consentant à son profit ce que la Coutume de 1583 ap-
pelle un don mobil.

Cette convention très fréquente lors des contrats de
mariage était celle par laquelle la future faisait à son
fiancé une donation qui ne pouvait excéder la totalité
de ses meubles et le tiers de ses immeubles présents et
à venir (le don mobil n'étant pas soumis à la règle de
l'actualité des donations) ; le fiancé bénéficiant de cette
disposition pouvait librement disposer des immeubles
compris dans la donation, à la différence des immeubles
dotaux qu'il ne pouvait aliéner ; et ce droit de disposition très large, explique facilement la dénomination de
« don mobil » qui s'appliquait même aux immeubles.

D'ailleurs l'origine historique de la donation expliquera encore mieux cette appellation. On fait dériver le don mobil tantôt du *faterfium* germanique (1), tantôt du don fait à sa fiancée par le futur en droit scandinave. Dans les deux opinions on est toujours forcé d'admettre qu'il consistait uniquement en meubles au début et que le nom qu'il porta dans la suite lorsqu'il fut plus important et frappa même les immeubles, fut celui qui lui avait été donné à l'origine.

La veuve qui contractait une seconde union ne pouvait, aux termes de l'article 425 reproduisant le premier chef de l'édit des secondes noces du roi François II, donner à son futur époux plus d'une part d'enfant légitime, le moins prenant. « Femme convolant en secondes noces ne peut donner de biens à son second mari en plus avant que ce qui en peut échoir à celui de ses enfants qui en aura le moins » ; le second chef de l'édit n'avait pas été reçu dans le ressort du Parlement de Rouen (2).

§ III. — Du paiement de la dot.

Quod ei promissum fuerit in matrimonio tenentur promissores reddere (3).

« La simple promesse de dot oblige et l'action ne s'en prescrit que par trente ans (4). »

---

(1) Houard, *Dict.* mot *Don mobil*.
(2) Basnage, t. II, p. 126.
(3) *Summa de legibus Normannie*, chap. XXIV, *de Portionibus*, § 16; éd. Tardif, p. 846. Certains manuscrits portent *maritagio*.
(4) Frigot, p. 280.

« La fille mariée si d'ailleurs aucune chose lui a été promise en mariage, ceux qui l'ont promis ou leurs hoirs sont tenus le paier, encore qu'ils ne fussent tenus la doter » (art. 252).

Si les filles poursuivaient du vivant des père et mère l'exécution des promesses consenties par ceux-ci, on leur recommandait d'user de ménagements envers les promettants à raison de leur qualité. A leur mort, si la promesse n'avait pas été exécutée, elles s'adressaient aux héritiers qui étaient tenus *solidairement* du paiement de la dot promise, « car suivant la maxime de cette province les héritiers sont tenus personnellement et solidairement des dettes du défunt » (1). On admettait en outre que les filles ainsi que les autres créanciers du *de cujus*, acquéraient hypothèque sur les biens de la succession par le décès de l'obligé ; et cela même si le contrat de mariage n'avait pas été fait dans la forme notariée, le décès du père étant suffisant pour donner date certaine à son obligation. Mais les difficultés apparaissaient lorsqu'il y avait plusieurs filles réclamant l'exécution des promesses de dot. Devait-on les admettre à venir en concours sur les biens de la succession ? ou devait-on observer entre elles l'ordre de leurs contrats de mariage ? Les filles ne sont pas héritières, elles sont seulement créancières en vertu de leurs contrats de mariage. On aurait donc dû, semble-t-il, observer entre

(1) Basnage, t. I, p. 166.

R. — 4

elles le rang des hypothèques attachées à leurs contrats (1). Néanmoins la solution contraire était généralement admise.

Si les filles n'agissent qu'entre elles, s'il n'y a pas de créanciers intermédiaires, on les admet à venir en concurrence sans observer l'ordre de leurs contrats de mariage (arrêt du 22 février 1676) (2).

Basnage admet la même solution même dans le cas où il y a entre les filles des créanciers intermédiaires et cite un arrêt qui a jugé en ce sens (arrêt du 9 juin 1682) (3). Mais Pesnelle est d'un avis contraire ; lorsqu'il y a des créanciers intermédiaires il pense qu'il faut suivre le rang des hypothèques attachées au contrat de mariage (4).

Les frères n'étaient pas contraints d'exécuter les promesses de dot de leur père lorsque ces donations étaient excessives : la fille en concours avec des héritiers mâles ne pouvait avoir plus du tiers de la succession et même si elle avait plus de deux frères elle n'avait pas droit à ce tiers ; elle ne pouvait dans ce cas avoir plus que la part d'un puîné (5).

C'est ce qui résulte de l'article 255 de la Coutume réformée : « Et s'ils ont promis au mariage de leurs

(1) Basnage, t. II, p. 267.
(2) *Id.*, t. I, p. 399.
(3) *Id.*, t. I, p. 423-424.
(4) Pesnelle, t. I, p. 270.
(5) Le Poittevin, p. 278-279. *Summa de legibus Normannie*, chap. C ; *De brevi maritagii impediti*, édition Tardif, p. 250-251.

filles or, argent ou autres meubles qui soient encore dus lors de leur décès, les enfants ne seront tenus les payer après la mort desdits père et mère, sinon jusqu'à concurrence du tiers de la succession tant en meubles qu'héritages. » Les frères ont une exception perpétuelle pour se refuser de délivrer les biens meubles s'ils sont encore dus, *à fortiori*, peuvent-ils retenir par devers eux les immeubles, si la donation excède le tiers. Si les biens faisant l'objet de la donation excessive avaient été délivrés et se trouvaient en possession de la sœur, les frères avaient une action pour revendiquer les immeubles mais ils ne pouvaient faire rentrer en la succession les biens meubles : or, argent, deniers, dont la fille bénéficiaire était déjà saisie (1).

En droit, Godefroy justifiait cette distinction en disant que les meubles n'ont pas de suite par hypothèque. En fait, il est certain que cette règle était contraire à l'article 255 et pouvait offrir un moyen détourné d'entamer la part des fils ; toutefois, il n'est pas prouvé que les Normands aient souvent transgressé les limites fixées par la Coutume. Excepté l'argent comptant, les meubles de quelque valeur étaient inconnus à une époque où les rentes même constituées étaient considérées comme des immeubles. Quant à l'aliénation de ceux-ci pour les convertir en deniers comptants, elle était alors traversée par des difficultés sans nombre (2). Dans ces conditions,

(1) Godefroy sur Bérault, p. 594.
(2) Le Poittevin, p. 280.

l'inconséquence de l'article 255 n'avait pas d'inconvénients dans la pratique.

Si la donation se compose de meubles et d'immeubles, la possibilité de réduction reparaît et « l'on fait entrer les meubles dans l'estimation » (1).

Les frères peuvent-ils aussi demander que les filles, venant à la succession de l'auteur qui les a dotées rapportent la donation ?

En général, les filles n'étant pas héritières n'étaient pas tenues de rapporter les donations qui leur avaient été faites : les qualités de successible et de donataire ne se trouvaient pas réunies en leur personne. Il fallait pour rapporter qu'elles eussent été réservées à la succession : « fille réservée à succession de ses père et mère doit rapporter ce qui lui a été donné ou avancé par celui à la succession duquel elle prend part ou moins prendre », article 260 (2). Mais dans ce cas, ayant été mariée comme héritière, elle doit toujours le rapport, même si la dot lui avait été donnée par préciput ou hors part et même si elle renonçait à la succession. La Coutume de Normandie était en effet une coutume dite d'égalité parfaite et non seulement elle n'admettait pas les avantages préciputaires, mais elle repoussait même la prétention de l'héritier qui, renonçant à la succession voulait conserver intact par devers lui la donation dont il avait bénéficié.

S'il n'y avait lieu ni à rapport, ni à réduction, les

(1) Basnage, t. I, p. 417 ; *Contrà*, Bérault, p. 593.
(2) Basnage, t. I, p. 422.

frères ne pouvaient se refuser à acquitter intégralement la promesse de dot contractée par leurs père ou mère, même si la donation en faveur du mariage n'avait pas été insinuée : on considère la dot, en effet, non comme une donation pure et simple mais comme l'acquit d'une obligation naturelle (1) (argument *a contrario* de l'article 448).

Les augments de dot ou suppléments de légitime n'étaient pas non plus soumis à la formalité de l'insinuation.

Un donataire étranger n'étant tenu d'aucune obligation même naturelle, il n'y avait pas lieu de dispenser de l'insinuation, la dot par lui promise à la future.

§ IV. — De la garantie de la dot.

Les personnes qui avaient constitué une dot en étaient-elles garantes ?·Nous devons envisager la garantie en cette matière sous deux aspects différents. En premier lieu nous considérerons la garantie provenant d'une éviction : le père ou le frère a donné en dot un immeuble dont il n'était pas propriétaire ou une créance qui ne lui appartenait pas ; le mari est évincé par le légitime propriétaire ou le débiteur refuse de payer sa dette entre ses mains ; celui qui a constitué en dot l'immeuble ou la créance pourra-t-il être recherché comme garant ?

En règle générale, les donateurs ne sont pas garants

(1) Basnage, t. II, p. 267.

de leur libéralité. « En donation pure et simple on tient
en droit que le donateur n'est tenu de l'éviction de la
chose donnée, car il est censé donner le droit qu'il a et
non autre, sinon au cas de dol ou fraude de sa part (1) »...
« ... il (le donateur) n'est pas garant de sa libéralité si
l'on ne lui reproche du dol ou de la mauvaise foi (2) ».

Le contrat de constitution de dot entre le père et sa
fille devrait être considéré, semble-t-il, comme étant une
pure libéralité. Le père peut doter sa fille s'il le veut, mais
il n'y est pas tenu, d'où cette conséquence logique devrait découler, qu'il ne peut être recherché comme garant. En effet si l'éviction se réalise la fille sera placée
dans la même situation que si aucune donation ne lui
avait été faite.

Et cependant la plupart des commentateurs avaient
admis dans ce cas le recours en garantie contre le père(3),
Basnage, notamment, dont l'opinion avait fait autorité.
C'est de la façon suivante que ce dernier justifiait l'exception en principe, qu'il expliquait comment le père
non obligé à doter était cependant tenu à garantie s'il
avait constitué une dot.

Après avoir posé en principe que le donateur n'est
pas en général garant de sa libéralité, le commentateur
ajoute : « Cette règle peut souffrir quelqu'exception selon
la qualité des donations : si le père a donné des rentes

(1) Bérault, t. II, p. 219.
(2) Basnage, t. II, p. 221.
(3) Flaust, t. I, p. 211.

ou des héritages pour la dot de sa fille ou le frère pour
la dot de sa sœur, ils sont tenus de faire valoir la donation parce qu'ils étaient obligés de la doter ; mais si la
dot n'a été promise que par une pure libéralité et sans
aucune obligation,le donateur ne peut être inquiété pour
faire subsister son bienfait. »

Basnage distingue donc trois hypothèses : examinons
d'abord celle de la constitution de dot par une tierce
personne, par une personne étrangère c'est-à-dire qui
n'est ni le père, ni le frère de la femme dotée. Dans ce
cas, le donateur n'est pas garant de sa libéralité. Un
oncle,par exemple,qui avait constitué une dot à sa nièce,
a été déchargé de la garantie (arrêt du 23 mars 1670) (1).
Il a en effet promis « par une pure libéralité et sans aucune obligation ».

La situation du père devrait être analogue, il a promis
par pure libéralité, il n'est soumis à aucune obligation
civile et lorsque Basnage nous dit que si le père a doté
sa fille, il est tenu de faire valoir la donation parce qu'il
était obligé de la doter, il faut entendre le passage de
l'auteur en ce sens, que le père étant tenu d'une obligation naturelle, son intention de garantir sa donation peut
se présumer (2). Néanmoins dans ces conditions, le motif juridique invoqué par le commentateur nous semble
bien faible pour justifier cette exception à la règle générale.

(1) Flaust, t. I, p. 211.
(2) Le Poittevin, p.272.

Quoi qu'il en soit, l'opinion de Basnage (1) avait été suivie, le père avait été par une jurisprudence constante reconnu garant de la dot constituée à sa fille. Et cette obligation de garantie était des plus étendues, car elle s'entendait de la garantie en cas de cession de rente par exemple, non seulement de l'existence de la rente elle-même, mais même de la solvabilité du débi-rentier (2).

Quant aux frères, il n'est pas douteux qu'ils ne fussent tenus à la garantie : ils doivent en effet une dot à leurs sœurs et ils ne satisfaisaient pas à cette obligation s'ils délivraient des immeubles ou cédaient des créances dont leurs sœurs ne pouvaient tirer aucun profit.

L'autre aspect de la garantie a été étudié avec plus d'attention par les commentateurs de la Coutume.

Les parents ont constitué en dot une rente, ou bien ils se sont engagés à donner une somme d'argent ; au cours du mariage, ils rachètent la rente ou bien ils payent la somme promise. Le mari dissipe les capitaux et devient insolvable. Ceux qui ont constitué la dot sont-ils garants du mauvais emploi qui en a été fait ?

Les commentateurs distinguent entre la dot promise par les père et mère, et la dot promise par les frères.

Dans le premier cas la garantie n'était pas due toutes les fois que la dot consistait en une somme d'argent payable par dation d'un capital sans paiement d'arréra-

(1) Flaust, t. I, p. 211.
(2) Le Poittevin, p. 271, note 2.

ges périodiques (Jurisprudence constante, arrêts 9 juillet 1659, 31 juillet 1663).

Cette jurisprudence était contraire à celle qui était suivie dans les pays de droit écrit ; les Parlements de ces provinces avaient admis que, dans l'hypothèse qui nous occupe, le père était tenu de constituer une seconde dot à sa fille (1). Il est vrai que dans ces provinces, conformément aux traditions romaines(2),le père était obligé de doter (3).

En Normandie, la garantie n'était pas due même si le père, après s'être engagé à payer la dot dans un certain délai, ne s'acquittait de son obligation que longtemps après le terme fixé. L'obligation apparaissait lorsque le père, au lieu de se reconnaître débiteur d'une somme d'argent, avait constitué une rente et rachetait cette rente sans remploi valable au cours du mariage. En constituant une rente à sa fille au lieu de lui donner immédiatement une somme d'argent, le père avait montré qu'il avait peu de confiance dans la conduite et dans la capacité de son gendre ; c'était par crainte que celui-ci ne dissipât des capitaux destinés à subvenir aux besoins de la famille et à assurer son existence, qu'il s'était astreint à verser chaque année des revenus déterminés. Il remédiait ainsi à la mauvaise gestion des biens de sa fille. Il y avait donc une faute ou tout au moins une

(1) Ginoulhiac, *Traité du régime dotal et de la communauté en France*, p. 141.
(2) Accarias, *Pr. de droit romain*, I, p. 207 et 817.
(3) Ginoulhiac, *op. cit.*, p. 140.

grave inconséquence à lui reprocher lorsqu'il abandon-
nait le service d'arrérages périodiques pour verser sans
remploi un capital entre les mains d'un gendre dissipa-
teur ou prodigue.

Se fondant sur les motifs qui avaient déterminé la
volonté première des parents les commentateurs, ainsi
que la jurisprudence, admettaient dans ce cas un recours
contre eux (arrêts du 16 août 1634, 20 novembre 1642) (1).
Et cette présomption même si elle eût pu être explicable
par d'autres considérations au fait, était en droit sans
réplique (2).

Quant aux frères ils étaient indubitablement tenus à
la garantie, et cela soit qu'ils eussent versé une somme
d'argent, soit qu'ils eussent constitué une rente : cette
distinction admise pour les pères était rejetée ici (3). La
dot que les frères promettent à leurs sœurs n'est pas une
libéralité de leur part mais le paiement d'une légitime
et c'est pourquoi ils sont toujours garants de la mauvaise collocation qu'ils en font entre les mains du mari.

Il y a plus, si le père est décédé sans avoir acquitté
une promesse de dot à laquelle il s'était obligé de son
vivant, ses fils seront néanmoins astreints à la garantie, quoique lui-même n'eût pu être recherché comme
garant. Cette solution est contraire à toutes les règles
de la transmission des dettes héréditaires ; on oubliait

(1) Basnage, t. I, p. 393 ; Frigot, t. I, p. 286 ; Godefroy....*Contra*, Bérault.
(2) Le Poittevin, p. 274.
(3) Basnage, t. I, p. 402.

volontairement que la dette était née en la personne du
père ; on la faisait renaître d'une vie nouvelle en celle du
frère ; on assimilait cette situation à celle du père décédé
sans avoir rien promis. Dans ce dernier cas le frère
serait astreint à la garantie ; il en sera de même dans le
cas présent et d'ailleurs il ne peut s'en plaindre car la
situation est la même pour lui (arrêt du 5 mai 1688) (1).

Telles étaient les conditions ordinaires de la garantie
de droit en matière de dot. Toutefois les parents pouvaient, s'ils le voulaient, étendre cette obligation ; et la
clause par laquelle un frère se serait astreint à une garantie des plus absolues de fait et de droit aurait été sans
nul doute tenue pour valable (2).

(1) Basnage, t. I, p. 402.
(2) Pesnelle, p. 270.

CHAPITRE III

DES DROITS DU MARI SUR LES BIENS APPARTENANT A LA FEMME.

Sauf l'exception résultant du sénatus-consulte Velléien, la femme qui n'était pas engagée dans les liens du mariage était pleinement capable de ses actes, administrait librement son patrimoine, jouissait de ses biens et pouvait ester en justice ; par son mariage tous ces droits lui étaient retirés : ils se fixaient sur la tête de son époux ; sa personnalité civile disparaissait pour être entièrement confondue dans celle de son mari. Ce vieux principe qui découlait du *mundium* des peuplades germaniques ou scandinaves est fortement caractérisé par l'auteur de la *Summa* reproduisant les paroles de la Genèse : *vir et mulier*, dit-il, *duo sunt in carne cena* (1).

En récompense le mari acquérait par le mariage, des droits sur tous les biens de la femme, meubles ou immeubles mais, tandis que son droit sur les meubles était absolu, sans limites (2), son droit sur les immeubles se réduisait en réalité à un droit de jouissance, et d'administration très étendu.

(1) *Summa*, chap. XIV, *De monetagio*, 5 *bis*, édit. Tardif, p. 42.
(2) Terrien, p. 17.

Il ne pouvait, nous le verrons, aliéner ni hypothéquer les immeubles appartenant à la femme.

Son droit de jouissance s'étendait à tous les biens de la femme, dotaux et non dotaux : les biens paraphernaux au sens romain du mot étaient inconnus en Normandie et l'époux avait sur tous les immeubles de la femme les mêmes droits de jouissance. C'est seulement, lorsque nous étudierons les récompenses dues à la femme en cas d'aliénation de ses immeubles que nous aurons intérêt à distinguer les biens dotaux des autres biens. Mais en ce qui concerne les droits d'administration et de jouissance des immeubles de la femme, la distinction n'a aucun intérêt ; tous les biens étant dotaux *hoc sensu*.

Les fruits des biens dotaux même naturels ou industriels étaient acquis par le mari non par perception, mais jour par jour (1). Les pays de droit écrit avaient adopté également ce principe qu'ils avaient puisé dans la législation romaine ; l'usufruit du mari était toujours exactement proportionné à la durée du mariage (2).

Les pays de communauté avaient adopté la solution contraire ; c'est par la perception que le mari faisait les fruits siens.

Le mari ne pouvait commettre des actes de jouissance abusive, il n'avait pas le droit, par exemple, d'abattre les arbres de haute futaie, qui se trouvaient sur les im-

(1) Basnage, t. II, p. 64.
(2) Accarias, t. I, p. 823. De même, art. 1571 Code civil.

meubles de sa femme (1). Un arrêt du 7 mai 1653 qui a jugé dans le sens contraire, ne saurait faire admettre une solution opposée car la décision des juges a été dictée par des circonstances de fait, toutes particulières (2).

L'usufruit du mari ne cessait pas toujours au moment de la dissolution du mariage : si la femme était prédécédée, le mari conservait à titre viager la jouissance des biens de sa femme. Il fallait, toutefois, qu'un enfant fût né du mariage, mais il importait peu qu'il fût décédé au cours de l'union conjugale ; il suffisait qu'il fût né viable.

Il n'est pas établi que, dans le très ancien Coutumier, le mari perdît entièrement son droit d'usufruit s'il contractait une seconde union ; l'obligation de garder le veuvage ne paraît avoir été introduite qu'au commencement du XIIIᵉ siècle (3). La Coutume réformée, par une disposition qui retournait au droit primitif, laissa à l'époux remarié la jouissance d'un tiers des biens de sa femme (art. 382) (4).

Par contre, le mari devait « nourrir, entretenir et faire instruire les enfants nés de sa femme », article 384, c'est-à-dire issus d'un autre lit, à moins toutefois que

---

(1) Robert, *Etude sur la condition civile des femmes mariées*, p. 209.
(2) Basnage, t. II, p. 400.
(3) Études historiques sur les institutions, les lois et les coutumes de la Normandie. *Revue de Rouen*, 4ᵉ article, p. 214 ; *Summa*, ch. XIX, § I, *De impeditione feodi viri viduati*, édit. Tardif, p. 307.
(4) Basnage, t. II, p. 60.

ceux-ci n'aient des biens suffisants. Il devait aussi aider
à marier la fille, mais il avait la liberté de se décharger
de ces diverses obligations en abandonnant aux enfants
le tiers des revenus produits par les biens de leur
mère (1).

Usufruitier des immeubles de la femme, le mari en
était aussi administrateur et était investi de tous les
pouvoirs attachés à cette qualité. On allait même plus
loin, on admettait que les baux régulièrement passés
pour une durée ordinaire étaient opposables à la femme :
elle était obligée de les entretenir (arrêt du 13 janvier
1639) si leur durée n'était pas expirée lors de la dissolution du mariage. « Et cela », disent les commentateurs, « parce que le mari est plus qu'administrateur,
il est *dominus dotis* ».

Il pouvait exercer seul toutes les actions mobilières
et les actions immobilières possessoires, mais non les
actions immobilières pétitoires (2). « Ils doivent être
ouÿs ensemble de toutes les choses qui appartiennent à
elle », et ceci, dit Terrien, s'entend du cas hérédital « où
le mari ne peut agir sans la procuration de sa femme » (3).

La femme est incapable d'ester en justice soit en demandant, soit en défendant. Et cette règle s'applique
aussi bien au criminel qu'au civil : ainsi une femme demandant la réparation d'un délit dont elle a été victime,

(1) Colin, Du régime des biens entre époux dans la Coutume de Normandie. *Nouv. Rev. histor.*, année 1892, p. 466.
(2) Le Code civil a admis une solution contraire, art. 1549, al. 2.
(3) Terrien, p. 17.

ou bien poursuivie pour un acte délictueux dont elle
s'est rendue coupable, ne sera pas entendue en justice ;
ce sera son mari qui se présentera s'il le veut en son lieu
et place : « *Mulieres autem ad sequelas criminosas sequen-
das non sunt admittendæ vel ad defendendas* ; *viri autem
de maleficiis uxoribus suis illatis sequi possunt in om-
nibus casibus... et cas defendere...* (1). »

Ces conséquences trop rigoureuses de l'absorption de
la personnalité de la femme dans celle de son époux,
disparurent sous l'influence des coutumes voisines ;
dans la suite, nous voyons la possibilité admise pour la
femme d'agir en justice avec l'autorisation de son mari.
Elle peut même défendre seule à toutes les actions
criminelles, mais si son mari la défend, il sera tenu civi-
lement de ses méfaits (art. 544), dernier vestige subsis-
tant encore dans la Coutume réformée de l'ancien principe de la confusion des personnalités. La femme pouvait
même poursuivre en justice, sans l'autorisation maritale, celui qui se serait rendu coupable d'injure atroce
envers elle (art. 543).

Enfin, au civil dans le cas où elle aurait été dessaisie
d'un de ses immeubles en l'absence de son mari, c'est-
à-dire celui-ci se trouvant hors du duché de Normandie,
elle pouvait intenter le bref de nouvelle dessaisine pour
se faire remettre en possession de son immeuble. De
même, si elle a dépossédé quelqu'un dans les mêmes

---

(1) *Summa*, chap. LXXVI, *De sequela mulierum*, édit. Tardif, p. 190.
(2) Basnage, t. II, p. 415.

circonstances, elle pourra répondre seule à l'action intentée contre elle (1).

Le régime matrimonial anglais offre les analogies les
plus frappantes avec le droit normand de la première
période. Le principe de l'absorption de la personnalité
civile de la femme par celle du mari avait été admis de
bonne heure en Angleterre, mais tandis qu'en Normandie ce principe disparaissait de bonne heure sous l'influence des coutumes avoisinantes, en Angleterre il ré-
sistait à l'action du temps : il subsiste encore de nos
jours, tout au moins dans le common law.

Les conséquences de cette règle : appropriation de
tous les meubles de la femme sous la condition d'acquitter toutes les dettes (2), droits d'administration et de
jouissance très étendus, impossibilité d'ester en justice
furent également appliquées en Angleterre.

Enfin, le droit de viduité n'était pas inconnu de l'autre côté de la Manche, mais il portait un autre nom :
droit de courtoisie d'Angleterre, *curtesy of England* (en
Ecosse : *curialitas Scotiae*).

A la différence du droit normand le droit anglais ne
faisait pas perdre ce bénéfice à l'époux remarié mais
sauf cette différence et d'autres moins importantes (3),
la plus grande analogie existait entre ces deux institu-

---

(1) *Summa*, ch. XCVII, *De dessaisina mulieris absente viro*, § 1-2,
édit. Tardif, p. 238. Art. 545 *de la coutume réformée* ; Basnage, t. II,
p. 417.
(2) Glasson, *Histoire des Institutions de l'Angleterre*, t. II, p. 287.
(3) Glasson, *id.*, p. 302 et 303.

tions qui dérivent d'ailleurs l'une de l'autre, l'Angleterre
ayant ici, comme dans bien d'autres cas, suivi la règle
juridique de la province qui l'avait conquise (1).

Ces principes reçurent dans la suite de graves atteintes par l'institution des fidéicommissaires (trustees).
Le clergé auquel les statuts interdisaient de posséder
des immeubles les acquérait par l'intermédiaire d'un
tiers. Celui-ci s'engageait à laisser jouir l'Eglise à sa
place ; elle avait sur ces biens une sorte de propriété
bonitaire qui échappait aux règles du droit commun.
Cette pratique, d'abord spéciale au clergé, fut adoptée
d'assez bonne heure dans les conventions matrimoniales. En effet, par le moyen des fidéicommis les parents
donnèrent des biens qui n'étaient plus soumis aux droits
exorbitants du mari, mais qui, d'après la jurisprudence
des cours de chancellerie, étaient administrés par la
femme (2).

On parvint par ce détour à l'adoption d'un régime
matrimonial assez semblable à notre séparation de
biens.

Toutefois cette modification ne pouvait être adoptée
que par les classes élevées de la société, elle ne pouvait
s'appliquer aux classes pauvres, car elle coûtait fort
cher. C'est seulement en 1870 que le régime matrimonial autrefois en vigueur a été modifié : depuis cette épo-

(1) Glasson, *Hist. des Institut. de l'Angleterre*, t. II, p. 302 et 303 ;
Colin, p. 467.
(2) Glasson, *id.*, t. II, p. 194.

que une sorte de séparation légale, tout au moins relativement à certains biens, a été établie, au profit des
femmes d'ouvriers et de maris peu fortunés (1).

Dans l'archipel des îles normandes, la toute-puissance
maritale avait été également consacrée. Le mari avait de
plein droit la libre administration des biens de sa femme, et il exerçait non seulement les actions mobilières
et immobilières possessoires, mais même les actions
immobilières pétitoires.

Le consentement de la femme n'était requis que pour
la validité des ventes d'immeubles lui appartenant (2)
mais, en général, on n'exigeait pas que le mari et la femme
fussent « ouïs de toute chose appartenant à elle ». Sur ce
point la législation de l'archipel différait du droit de la
province. Quant au droit de viduité, il était le même qu'en
Normandie.

(1) Glasson, *Hist. des Institut. de l'Angleterre*, t. II, p. 204.
(2) Le Geyt, manuscrits, t. I, p. 222.

CHAPITRE IV

DE L'INALIÉNABILITÉ DES IMMEUBLES DE LA FEMME.

§ I. — Variations du système reçu en Normandie.

L'incapacité pour la femme mariée d'aliéner ses biens immobiliers (1) dérivait, non de son sexe, mais de son état de femme mariée.

Fille ou veuve, elle pouvait librement disposer de ses immeubles : « *Et quamdiu fuerit sine viro, potest de terra disponere sicut mares* (2). » Au contraire, dès qu'elle était engagée sous les lois du mariage, ses biens étaient frappés d'une inaliénabilité absolue ; qu'elle eût consenti ou non à l'aliénation de ses biens, la vente était nulle dans tous les cas (3). Dans les plus anciens monuments du droit normand, l'assentiment de la femme n'avait aucune efficacité et ne pouvait valider l'aliéna-

---

(1) Les immeubles sis en Normandie étaient inaliénables quoiqu'appartenant à une femme dont le domicile matrimonial était situé en dehors de cette province, dans un pays de communauté, « *les coutumes étant réelles* » Basnage (II, p. 402).

(2) *Très ancien coutumier, pars altera*, ch. 80, § 5. Edition Tardif, p. 83. Voir le texte français dans Marnier, *Etablissements et coutumes*, etc... p. 65.

(3) Glasson, *Angleterre*, II, p. 289 ; Le Poittevin, p. 283, n. 3. *Contra* : Viollet, p. 683, n. 5.

tion de ses immeubles. Le très ancien Coutumier s'exprimait en ces termes :

Sivero sponsus maritagium vel dotem invadiaverit uxoris sue ipsa vivente (1) *vel forjurante, precepto mariti sui non tenebitur, sed mulier illa habebit et integra sicut ei data fuerunt ante ostium ecclesiae* (2).... *Si autem duxerit virum durante matrimonio non valet aliquis contractus factus de terra mulieris, immo revocabitur in irritum post mortem mariti* (3).

Il est évident d'ailleurs que cette possibilité pour la femme de révoquer l'aliénation de son bien n'est pas une obligation pour elle. Elle est libre d'y renoncer : *De perjurio agat mulier, si voluerit et si preceptum sponsi sui adimpletur fecit quod debuit ; mulier enim in multis et in plurimis et fere in singulis viro suo obedire debet.* C'est donc une nullité relative en ce sens, que la femme seule peut l'invoquer et qu'elle peut, si elle le veut, y renoncer. Mais on peut dire que c'est d'une inaliénabilité absolue qu'il s'agit, car son consentement ne valide pas l'aliénation. C'est un simple conseil que donne à la femme dotale l'auteur du très ancien coutumier ; elle est donc entièrement libre d'agir différemment ; rien ne la contraint à respecter le contrat passé par son mari.

(1) Le texte porte *vivente* mais le sens exige *volente*. Édit. Tardif, p. 3, note 2.

(2) Très ancien coutumier, *pars prima*, chap. 4, § 1. Édit. Tardif, p. 31. Traduction française de Marnier, p. 61.

(3) *Pars altera*, ch. 80, § 5. Édit. Tardif, p. 83. Texte français dans Marnier, p. 65.

Si donc elle a revendiqué entre les mains du tiers acquéreur son immeuble dotal, les héritiers du mari devront indemniser l'acheteur, si les forces de l'hérédité sont suffisantes; sinon *nihil de nihilo mercator accipiet.*

La règle de l'inaliénabilité absolue était, ainsi que nous venons de le voir, établie en Normandie au commencement du XIII⁰ siècle, la rédaction de la première partie du très ancien Coutumier se plaçant entre le 6 avril 1199 et le 9 juin 1200, et la rédaction de la 2ᵉ partie vers 1218 (1).

Depuis au cours du XIIIᵉ siècle elle a été appliquée par l'Echiquier de Normandie ; nous trouvons en effet plusieurs décisions qui donnent à la femme, après le décès de son mari, le droit de révoquer les aliénations de ses biens dotaux consenties au cours du mariage : « Il fut jugé que Mᵐᵉ Katerine de Frandres aura son héritage que son mari vendi et encombra et bailla à Chaloth le juif » (décision de l'Echiquier dans sa session de la St-Michel à Rouen en 1233) (2). *Heredes defuncti qui obligavit maritagium uxoris sue, tenentur illud deliberare et ponere proprium suum hereditagium in manu creditorum* (1234) (3).

Dans le grand Coutumier dont la rédaction primitive doit être placée entre les années 1254 et 1258 (4) nous

_____

(1) Glasson, *Hist. des Institut. de l'Angleterre,* II, p. 114.
(2) Marnier, p. 165.
(3) Marnier, p. 87.
(4) Tardif, *Summa de legibus,* introduction, p. 194. M. Glasson plaçait la rédaction de l'ouvrage entre 1270 et 1275.

retrouvons la règle de l'inaliénabilité telle qu'elle avait été exposée par l'auteur du très ancien Coutumier et appliquée par les décisions de l'Echiquier pendant la première partie du XIIIe siècle ; après avoir exposé les conditions de l'exercice et de la durée de l'action du bref de mariage encombré, action par laquelle on faisait révoquer les aliénations du bien de la femme consenties par le mari, l'auteur s'exprime en ces termes : *Notandum est quod vir uxori sue dicitur maritagium impedire cum illud a saisina sua quocumque modo patitur declinare et si etiam* ipsa illud venderet et abjuraret (1).

Il est vrai que dans des cas exceptionnels, pour des causes très graves, l'aliénation était valable : *Nisi tamen per legem plene celebratam et per judicium obtentum fuerit et receptum ut per duellum vel per recognitionem plene et per judicium deductam.* Ces exceptions se retrouvent dans la coutume réformée (article 541, voir *infrà*, p. 109).

La règle de l'inaliénabilité absolue subsiste donc à la fin du XIIIe siècle : *ipsa venderet*, et cependant nous trouvons après la rédaction du *Grand Coutumier*, au cours du XIVe siècle, des décisions qui validaient les ventes d'immeubles faites par le mari et la femme conjointement.

L'ancienne règle était-elle donc abandonnée ? L'inaliénabilité relative s'était-elle déjà substituée à l'inalié-

_____

(1) *Summa*, chap. IV, p. 2 (Tardif, p. 245).

nabilité absolue ? Il n'en est rien : si des décisions judiciaires avaient admis dans certains cas la validité d'a-
liénations consenties par le mari avec l'assentiment de
sa femme, il ne s'ensuivait pas que les anciens principes juridiques autrefois admis sur ce point eussent été
abandonnés.

On sait quelle était à cette époque la puissance du serment promissoire devenu d'une application courante
dans la pratique (1).

Pour sa validité, le serment était régi par des règles
beaucoup plus larges que celles appliquées par le droit
civil et le droit canonique. On avait admis en effet que
tout serment était obligatoire pourvu qu'il ne compro-
mît ni l'existence du corps ni le salut de l'âme (2).

Dans ces conditions, le serment pouvait être valable
et obliger la partie qui l'avait prêté dans des cas où
l'acte à propos duquel il intervenait était nul, d'après le
droit civil. Les applications en étaient nombreuses ;
parmi elles on peut citer le serment fait par la femme de
ne pas évincer l'acheteur de son fonds dotal. Après des
controverses (3) le serment prêté par la femme dans ces
conditions avait été considéré comme valable.

C'est ainsi que l'on peut expliquer comment en Normandie, l'Echiquier ait pu, au XIVe siècle, dénier parfois
à la femme le recours contre les acquéreurs de ses biens

(1) Esmein, *Le serment promissoire dans le droit canonique*, p. 1,
p. 23.
(2) Esmein, *ibid*.
(3) Esmein, p. 25, texte et note 3.

dotaux en cas d'aliénation par elle consentie. Dans les espèces soumises à la juridiction de la Cour il s'agissait de promesses jurées, de serments prêtés par la femme de ne pas inquiéter l'acquéreur de son immeuble dotal ainsi que le témoigne l'arrêt suivant :

« En l'eschiquier de Pasques tenu à Rouen l'an 1391, jugement entre Pol Geignard d'une part et la déguerpie Jehan Deshayes, d'autre ; après la veüe faicte et tenue pour faicte par entre eux la diste déguerpie dist sur le dist Geignard :

« Les lieux veux et monstrés sont certains héritages qui me furent donnés à mariage sur lesquieuls mon mari m'encombra ; et pour ce, ay pris un brief de mariage encombré, etc... à quoi le dit Geignard respondi et dit : Vecy par lettres comme votre mari et vous me vendistes lesdits héritages et me promistes et jurastes vous et chacun de vous que jamais contre la vendue de vostre volonté que vous me feistes sans contrainte et sans force ou menace de vostre mary. Et ainsi se le fait ne voulez amender veues mes lettres, je me deffend. Et la ditte déguerpie dist : Je ne veux attendre le fait par vous affirmé et di... que vous ne vous deffendez pas. Et ledit Pol dit : veues mes lettres et le fait affirmé je soustiens le contraire, dont ils se mistrent en jugement ès assises de Vire qui fut jugée pour ledit Pol et contre la dite veufve (1). »

(1) Marnier, *Coutume, style et usage au temps des Echiquiers de Normandie*, p. 66.

Le serment prêté par la femme dans ces conditions ne donnait pas à l'aliénation consentie par elle et son mari la même validité que si la vente avait été autorisée et permise par le droit civil.

En effet la femme tenue par sa promesse ne pouvait inquiéter ni l'acquéreur ni ses ayants cause, mais au cas où le bien lui appartenant se trouvait entre les mains d'un tiers détenteur, la possibilité d'éviction reparaissait (1).

La femme n'était tenue en effet d'aucune obligation civile ; elle était seulement sous l'empire de la contrainte exercée par son serment. Or ce serment n'était intervenu qu'entre l'acquéreur et elle-même ; le tiers détenteur n'y avait joué aucun rôle (2). De plus, la femme pouvait très facilement se faire relever de son serment par l'autorité ecclésiastique (3). Enfin on pouvait prévenir les effets de la promesse jurée par un serment prêté à l'avance en sens contraire. Les parents de la future pouvaient au moment de son mariage lui faire jurer de ne jamais consentir à l'aliénation de ses biens, et le second serment prêté après celui-là était radicalement nul, comme conduisant au parjure (4).

Aucune de ces trois conséquences n'aurait pu être admise si l'on avait décidé que les immeubles de la

(1) Le Poittevin, p. 283, n° 3.
(2) Esmein, p. 43.
(3) Id., p. 34.
(4) Id., p. 36.

femme étaient aliénables avec son consentement; que l'inaliénabilité était seulement relative d'après le droit commun et analogue à celle qui avait été établie par la loi Julia.

C'est seulement à dater du commencement du XVIᵉ siècle que nous pouvons constater que des décisions judiciaires, notamment un arrêt de l'an 1515, valident des aliénations consenties par le mari avec l'assentiment de sa femme, et cela, même si les aliénations n'ont pas été accompagnées de serments; l'aliénation était opposable à la femme dès qu'elle avait été passée de son consentement : cette seule condition était suffisante. Il n'est pas encore parlé de remploi ou de récompense.

Sous l'influence de quelles causes cette transformation s'était-elle produite? Il semble qu'on pourrait en retrouver l'origine dans la pratique du serment promissoire telle que nous l'avons étudiée plus haut.

Nous le savons, c'était au moyen de ce serment que l'on parvenait à l'origine à éluder la théorie de l'inaliénabilité absolue. Dès que la possibilité de l'aliénation fut entrée dans les mœurs, on se débarrassa de la forme primitive qui en avait facilité l'introduction et l'on n'en retint que les résultats acquis.

Nous voyons, dans certaines provinces, une transformation analogue produite par l'influence du serment dans une matière qui touche de près à l'inaliénabilité dotale, celle de la renonciation de la femme au bénéfice du sénatus-consulte Velléien. Dans l'origine ce fut seulement au moyen d'une renonciation jurée (1) que l'on put éluder les prohibitions du sénatus-consulte; plus tard le serment fut considéré comme superflu et la renonciation tenue comme valable même si elle n'avait pas été accompagnée d'un serment (2).

D'autre part, nous avons déjà vu que sous l'influence des provinces voisines, le principe primitif de la suppression de la personnalité de la femme par son mariage et de son absorption complète dans celle du mari s'était notablement affaibli. Jadis, le consentement de la femme ne pouvait avoir aucune influence puisque, aux yeux de la loi, elle n'existait pas; elle ne pouvait avoir de volonté distincte de celle de son mari et même, si elle avait donné son consentement le mari était censé avoir agi seul. Il était donc logique que, malgré le consentement donné par la femme, l'aliénation demeurât frappée de nullité (3).

Toutefois le système inauguré au début du XVIe siècle ne pouvait subsister, il ne tenait aucun compte de la tendance qu'ont toujours manifestée les Normands de chercher à protéger et à sauvegarder la dot de la femme. Exiger seulement le consentement de la femme paraissait bien peu, le mari pouvant trop facilement obtenir de son épouse la ratification des aliénations par lui consenties.

D'autre part, l'immobilisation absolue de la propriété

(1) Esmein, *Du serment promissoire*, p. 25.
(2) Gide, édit. Esmein, p. 394.
(3) Glasson, *Hist. des Institut. de l'Angleterre*, II, p. 286.

engendrait des inconvénients auxquels remédiait l'inaliénabilité relative : le choix entre les deux systèmes était délicat ; il donna lieu à des discussions multiples, à des difficultés et à des contestations sans nombre. Enfin la Normandie finit par se rallier à un système mixte, à une inaliénabilité en valeur qu'elle adopta en 1538 et qui reste encore aujourd'hui le régime de droit commun d'une grande partie de la province.

Ce système particulier paraît avoir été adopté sous l'influence des pays de communauté ; autrefois, en pays de coutume, aucune récompense n'était due à la femme en cas de vente d'un de ses biens propres. Ainsi que le disait Loysel : « Le mari ne saurait se lever assez matin pour vendre le propre de sa femme ». Il n'est pas douteux que la théorie plus équitable des récompenses, admise en pays de communauté, ait fait sentir son influence sur le droit de la province de Normandie.

C'est dans un arrêt du 28 mars 1538 rendu toutes chambres réunies dans une affaire entre Marie de Cerisey et le sieur de Manneville que fut consacré le système de l'inaliénabilité en valeur, dernière étape des transformations du régime dotal normand.

Le parlement admet pour la femme autorisée de son mari ou pour le mari autorisé de sa femme la faculté d'aliéner les immeubles dotaux, mais à la condition de récompense sur les biens du mari et de recours subsidiaire contre les tiers (1). « Pour ce que puis aucun temps en

(1) Terrien, p. 267.

ce pays et ressort de la Cour, les juges praticiens et avocats étaient en grande difficulté d'entendre, interpréter et juger le bref de mariage encombré contenu en la coutume du pays : aussi en grande incertitude de la validité ou invalidité des contrats et aliénations que les maris font desdits biens de leurs femmes de leur consentement et les dites femmes de l'authorité et consentement de leurs maris. » Après avoir expliqué que le « bref de mariage encombré est une voye possessoire équipolente et quasi-conforme à une réintégrande ou bref de nouvelle dessaisine... » et qu'il remet la femme en possession de son bien « à temps qu'elle fut dessaisie », l'arrêt déclare que le bref ne peut s'exercer que si l'aliénation a été faite, soit par la femme sans l'autorité de son mari, soit par le mari sans le consentement de sa femme. Mais le bref s'entend seulement lorsque « le mari du consentement de la femme ou la femme de l'authorité de son mari vendrait ou aliénerait le bien ou héritage de la femme ; et esdits cas a été conclu et arrêté les dits contrats de vendition ou aliénation être bons et vaillables cessans minorité, dol, fraude, déception d'autre moitié du juste prix, forces, menaces et craintes... *Et essemus extra casus speciales comprehensos in* jure, in *quibus licitum est marito vendere et alienare dotem*; car la femme aura sa récompense du juste prix que son dit dot a été vendu, à prendre sur les biens du mari du jour du contrat de mariage ou célébration d'iceluy ; et où ladite femme ne pourrait avoir sadite récompense sur les biens

de sondit mari, pourra *in subsidium* s'adresser contre
les détenteurs de sondit dot (1) ... »

Voilà donc nettement posée la distinction qui sera
produite plus tard par la coutume réformée.

Si la femme a vendu sans l'autorisation de son mari
ou le mari sans le consentement de sa femme, l'aliénation reste nulle comme elle était nulle au XVIᵉ siècle (2).
Sur ce point l'arrêt n'apporte aucune innovation, les
usages antérieurs sont maintenus. Mais contrairement
aux règles précédemment établies, l'arrêt déclare que si
l'aliénation a été faite par le mari du consentement de
la femme ou par la femme du consentement de son mari
les contrats sont « bons et vaillables » ; dans la même
hypothèse ils étaient autrefois entachés de nullité : c'est
donc une importante innovation.

Nous l'avons dit, cette distinction admise par la jurisprudence n'a pas été abandonnée lors de la réformation
de la Coutume ; bien au contraire, elle a été pleinement
sanctionnée et confirmée en 1583 : l'article 537 s'exprime
en effet en ces termes : « Bref de mariage encombré équi-
pole à une réintégrande pour remettre les femmes en
possession de leurs biens moins que dùement aliénez
durant leur mariage... » et l'article 538 commence par
ces mots : « Quand le mari du consentement de la femme
ou la femme de l'autorité et consentement du mari ont

---

(1) Terrien, liv. 8, p. 206 et 207.
(2) *Summa*, chap. Cl *de brevi maritagii impediti,* édit. Tardif, p. 245,
chap. C du texte français dans Gruchy, p. 240.

vendu et aliéné, les contrats sont bons et valables..... ».
On le voit, les rédacteurs de la Coutume officielle ne se
sont pas seulement inspirés de l'esprit qui avait dicté
aux juges de 1538 leur décision, ils ont reproduit en
termes à peu près identiques la distinction qui avait été
posée.

On voit que l'évolution du régime dotal en Normandie est exactement en sens inverse de celle qui s'est
manifestée dans les pays de droit écrit. Dans ceux-ci,
en effet, sous l'influence du droit Théodosien l'inaliénabilité relative de la loi Julia avait tout d'abord été introduite par le bréviaire d'Alaric (1). Or la loi Julia déclarait valable l'aliénation du fonds dotal consentie par
le mari avec l'assentiment de sa femme (2).

Plus tard lors de la renaissance du droit romain,
l'inaliénabilité absolue édictée par Justinien (3) fut admise : « La diffusion du droit de Justinien propagea
l'inaliénabilité absolue qui ne cessa de gagner du ter-
rain (4). »

Tandis donc que le droit normand annulait primitivement toute aliénation du bien dotal, même consentie
par les deux époux, pour admettre dans la suite la validité des aliénations accomplies dans ces conditions, le
régime matrimonial des pays de droit écrit suivait une
marche opposée, subissant une évolution en sens abso-

(1) Viollet, p. 699.
(2) Accarias, t. I, p. 824-826. Institutes, t. II, tit. 8.
(3) Accarias, t. I, p. 829 et Institutes, *loco citato*.
(4) Viollet, p. 663.

lument contraire (nous avons tiré argument de cette dissemblance pour combattre la théorie des auteurs qui admettent l'origine romaine du régime dotal normand).

§ II. — **1ʳᵉ Hypothèse.** — **Vente d'immeubles de la femme soit par celle-ci non autorisée de son époux, soit par le mari sans le consentement de sa femme.**

Dans ce cas la vente est nulle de plein droit ; la femme n'a pas besoin de lettres de rescision pour faire annuler la vente ; ce n'est pas par voie d'action en nullité qu'elle agit, mais bien par voie d'action réelle et cela, même si c'est elle qui a consenti l'aliénation.

Quoique la vente soit nulle la femme ne peut agir qu'à la dissolution du mariage ; pendant la durée de son union elle est incapable d'agir sans son conjoint, surtout lorsque son action tend à faire révoquer un de ses actes ; elle ne peut être « oüye en derrière de lui ». Au contraire, les mêmes raisons n'existant pas pour le mari, celui-ci pourrait agir immédiatement (1), et agir seul, les Normands considérant l'action de bref de mariage encombré comme une action possessoire.

Cependant la femme peut agir avant la dissolution du mariage en cas de séparation de biens ; d'autre part ses héritiers ne peuvent le faire qu'après l'expiration du droit de viduité dans le cas où ce droit existerait en faveur du mari.

(1) Colin, p. 432.

Le mariage dissous, elle aura un an et un jour pour
suivre la procédure du bref de mariage encombré (1).
Cette procédure est fort ancienne ; si le très ancien Coutumier n'en fait pas mention nous le trouvons par
contre dans un arrêt de l'Echiquier de 1211 (2). C'était
la procédure autrefois suivie dans tous les cas, que la
femme ait ou non consenti à l'aliénation de son immeuble.

Depuis l'arrêt de 1538, nous l'avons vu, elle ne peut
être suivie que dans le cas de vente passée dans les conditions de l'article 537.

> « Dont il faut que la femme veuve
> Dedans l'an et le jour se meuve
> Que son mari fut trépassé.
> Et se l'an et jour est passé
> Depuis la mort paisiblement
> De celui qui empeschement
> Fit, elle ne sera receute
> Par enquête de brief puis mute (3). »

Le bref était une formule délivrée par le juge, ressemblant à une « formula » romaine, ou à un « writ »
anglais et l'on ne pouvait agir en justice sans avoir préalablement obtenu ce bref (brefs de douaire, de nouvelle dessaisine, de surdemande, de fief et d'aumône,
etc...) (4).

---

(1) *Summa*, CI, § 1er, édit. Tardif, p. 244 ; chap. CI du texte français.
(2) Roupnel sur Pesnelle, p. 712.
(3) Chap. CXIX du *Grand coutumier* en vers de Richard Dourbault ;
Houard, *Dict. de dr. normand*, 4e vol., p. 132.
(4) *Summa*, XCI, § 3. *De possessione immobili,* édition Tardif,
p. 217.

Le bref variait selon chaque cas, il était ainsi conçu dans le cas présent : « Si Matildis tibi dederit plegios de clamore suo prosequendo submone recognitionem de visineto, quod sit ad primas assisias ballivie ad recognoscendum utrum terra quam Petrus ei difforciat sit de ejus maritagio vel de hereditate ad eam devoluta, et utrum Johannes, maritus ejus, qui in hoc anno obiit illud eidem impedivit et quomodo, terra videatur et sit in pace (1). »

Dans le dernier état du droit le bref de mariage encombré s'obtenait, non plus par un mandement du juge, mais par des lettres de chancellerie.

Que veut dire exactement mariage encombré ?

Le mot mariage est pris ici dans son sens le plus ancien (dot) de même que mariage avenant (dot convenable).

Empêché signifie engagé, vendu. Il y a encombrement de mariage lorsque l'héritage de la femme a été transporté, aliéné, engagé sans son consentement ; le mot dot tel que nous le comprenons maintenant aurait un sens trop restreint car le bref ne s'applique pas uniquement aux biens dotaux de la femme, il s'applique même à ses biens non dotaux, aux immeubles qu'elle pouvait posséder à un titre quelconque (2).

Malgré ses conditions d'exercice le bref de mariage

---

(1) *Summa*, chap. CI, § 4. *De brevi maritagii impediti*, édition Tardif, p. 247. Texte français dans Gruchy, p. 242.

(2) Roupnel sur Pesnelle, p. 712 ; Bérault et Godefroy, t. II, p. 537 et 538.

encombré n'était pas une action possessoire comme on
l'a justement fait remarquer de nos jours, car après avoir
agi au possessoire on ne pouvait plus agir au pétitoire.
Ne faut-il pas en conclure que c'était une action de cette
dernière espèce ?

Les juges de 1538 ont donc évidemment commis une
erreur juridique en déclarant que le bref de mariage
encombré était une : voye possessoire..... « au bout
d'un an et d'un jour, on présumait qu'il y avait eu une
sorte d'ensaisinement de la part de la femme elle-même
mais, d'ailleurs, cet ensaisinement tacite n'impliquait
pas translation de propriété » (1).

En effet, le délai expiré, la femme pouvait agir en revendication en se conformant aux règles ordinaires en
cette matière. Elle suivait dans ce cas la procédure de
la loi apparente ainsi nommée parce que l'on faisait
« apparaître la loi, autrement dit le bon droit au
moyen du recognoissant du voisiné » (2), c'est-à-dire
par une enquête faite auprès de douze voisins (3).

Autrefois la femme seule pouvait intenter l'action de
bref de mariage encombré ; ses héritiers ne pouvaient
faire révoquer l'aliénation consentie par son mari,
excepté dans le cas où, après avoir intenté en temps
utile l'action en révocation, elle décédait au cours de
l'instance : « ..... Si la femme encommence à plédier

(1) Glasson, *Hist. des Instit. de l'Angleterre*, t. II, p. 288.
(2) Glasson, *id.*, *ibid*.
(3) *Summa*, chap. XCII. *De Inquisitione*, éd. Tardif, p. 218 à 220.
Texte français dans Gruchy, p. 212.

maintenant que ses mariz est mort et elle muert dedans l'an, en pourra ses oirs plédier (1). »

Depuis 1583, les héritiers avaient toujours le droit d'agir « et pourra la femme ou ses héritiers » (art. 537).

Si la femme se portait héritière de son mari en prenant le tiers de ses meubles et acquêts, il semblerait impossible qu'elle pût inquiéter les acquéreurs de ses biens dotaux, les tiers détenteurs en effet poursuivis par la femme ne manqueraient pas de lui opposer la maxime connue : *quem de evictione tenet actio eumdem agentem repellit exceptio.*

Néanmoins cette solution n'avait pas été admise sans difficultés ni controverses.

L'article 365 déclare en effet que la femme prenant part aux conquêts faits par le mari « constant le mariage demeure néanmoins entière à demander son dot sur les autres biens de son mari ». Donc, disait-on, l'acceptation par la femme de la succession de son mari ne modifie en rien sa situation vis-à-vis des tiers acquéreurs des biens dotaux. A cette objection Basnage répondait que l'article 365 ne vise que les héritiers du mari : à l'encontre de ceux-ci, la femme dont la dot a été consignée sur les biens de son mari, prendra :

1º Sa dot intégralement,

2º En plus sa part dans les conquêts.

Mais l'article ne s'occupe pas des tiers acquéreurs : « il ne préjuge pas la question à cet égard ; dans ces con-

_____

(1) Marnier, *Etablissements et Coutumes*, etc., p. 95.

ditions, les principes généraux doivent être suivis : or ils conduisent à ceci : la femme étant héritière de son mari, succède à son obligation de garantie, elle est obligée d'entretenir tous ses faits... » ... « à l'égard des acquéreurs ou des créanciers, elle s'oblige envers eux et contracte une obligation personnelle par l'adition d'hérédité (1) ».

§ III. — Vente par la femme avec l'autorisation du mari, ou par le mari avec le consentement de sa femme.

Nous arrivons maintenant à la seconde hypothèse prévue par l'arrêt de 1538, elle fait l'objet de l'article 538 de la Coutume réformée : l'aliénation a été consentie soit par la femme autorisée de son mari, soit par le mari du consentement de sa femme.

Dans ces deux cas, il faut tout d'abord que le consentement de la femme ait été libre ; sinon elle pourra demander la rescision du contrat ; c'est l'application des règles ordinaires en matière de vices du consentement.

La demande en rescision ne pourrait être admise si elle était uniquement fondée sur la crainte maritale *solus enim metus reverentialis non sufficeret...* autrement si la seule révérence maritale était suffisante toutes les femmes se serviraient de cette excuse (2).

Il fallait aussi que la femme fût majeure.

L'action en rescision devait être intentée dans les dix

(1) Basnage, p. 390, t. II.
(2) Basnage, t. II; p. 400.

ans à dater de la dissolution du mariage (1), elle était imprescriptible pendant le cours de l'union conjugale. En effet, le mari étant garant de l'exécution du contrat, l'action de la femme retomberait sur lui, ce qui pourrait troubler la paix du ménage.

Il y avait à noter autrefois une différence entre l'autorité et le consentement : jadis, l'autorité maritale ne pouvait intervenir qu'au moment de l'aliénation, tandis que par une ratification postérieure au contrat la femme pouvait valider la vente. Plus tard cette différence disparut.

Si c'est le mari qui vend les immeubles de la femme, il faut le consentement de celle-ci ou une « procuration spéciale » (2).

Si c'est la femme, il faut l'autorisation de son mari.

La femme ne pouvait dans son contrat de mariage déclarer qu'elle vendrait ses biens et en disposerait comme une fille non mariée ; elle ne pouvait stipuler dans ce but une autorisation générale de son mari : cela aurait été contraire au but que s'était proposé la Coutume, de veiller à la conservation du bien des femmes (3) et une semblable clause aurait été l'équivalent d'une stipulation du régime de séparation de biens.

Pour que les acquéreurs fussent à l'abri de tout recours il fallait, soit que les biens appartenant à la femme

---

(1) Pesnelle, p. 710 ; Houard, *Dict.*, *Dot*, section 4.
(2) Pesnelle, t. I, p. 536.
(3) Roupnel sur Pesnelle, p. 238.

eussent été employés en acquisition d'immeubles, soit
que la femme ait pu obtenir récompense sur les biens de
son mari.

A. — *Du remploi.*

Le remploi n'a pas besoin d'être stipulé dans le contrat de mariage, il est dû de plein droit (1). Pour la validité du remploi, la déclaration du mari affirmant que
les deniers donnés en paiement de l'immeuble acquis en
remploi proviennent de l'aliénation du bien de la femme
est nécessaire ; autrement le fonds acquis ne serait pas
dotal (2), mais cette déclaration n'est pas suffisante : il
faut en outre que le remploi ait été accepté par la femme (3). Celle-ci, ayant accepté le remploi, est-elle tel-
lement liée qu'elle ne puisse, à la mort de son mari, demander : soit les deniers provenant de la vente de son
immeuble, soit cet immeuble lui-même ? La jurisprudence est muette sur la question. Il semble cependant
que si le consentement de la femme n'avait pas été libre,
elle pourrait se faire restituer contre son acceptation (4).

De plus, il est nécessaire que l'immeuble acquis en
remploi soit d'une valeur au moins égale à celle de l'immeuble aliéné ; sinon la femme aurait une action en récompense régie par l'article 539 pour se remplir du
supplément du juste prix.

Inversement, si le remploi est régulier en la forme, les

(1) Basnage, t. II, p. 401.
(2) Robert, p. 312.
(3) Basnage, t. II, p. 401 ; Pesnelle, p. 712 ; *Contrà*, Bérault, t. II, p. 557.
(4) Robert, p. 207.

héritiers du mari ou ses créanciers ne pourraient le critiquer au cas où l'immeuble acquis en remplacement serait d'une valeur supérieure au bien vendu. « Le mari
n'est point réputé faire un avancement à sa femme en
acquérant pour elle à vil prix et bon marché parce qu'il
ne lui en coûte rien et que ses biens n'en sont point di-
minuez... » (1), « car le mari peut faire l'avantage de sa
femme pourvu que cet avantage se fasse sans diminution
de ses propres biens (2) ». A moins cependant que le
mari ne cède à sa femme un de ses biens en remplacement de l'immeuble aliéné. Dans ce cas, il faut que la
valeur de l'immeuble donné en remplacement soit iden-
tique.

Le remploi n'est autorisé qu'à cette condition.

En Normandie, en effet, les donations entre époux
étant formellement interdites, tous les actes à titre onéreux, étaient également prohibés entre eux, ces actes
pouvant servir trop facilement à déguiser des libéralités
défendues. Mais l'article 411 s'exprime nettement sur la
validité du remploi effectué par le mari au moyen d'un
de ses biens propres : « Toutefois le mari ayant aliéné
l'héritage de sa femme lui peut transporter du sien,
pour récompense, pourvu que ce soit sans fraude ou
déguisement, et que la valeur des héritages soit pareille
et qu'il apparaisse de l'aliénation du mari par contrat
authentique. »

(1) Basnage, *loco citato*.
(2) Pesnelle, p. 713.

Si les conditions énumérées par l'article 411 ne sont pas réunies, le remploi est présumé fait en fraude des créanciers et des héritiers du mari ; il est réputé contenir un avantage prohibé. Et ce sont, non seulement les créanciers antérieurs au remploi qui pourraient demander l'estimation de l'immeuble donné en remploi, mais aussi les créanciers postérieurs au remploi (arrêts du 7 mai 1655, du 8 mars 1667) (1).

Si le mari, avec l'argent provenant de la vente du bien dotal de sa femme a amorti une rente assise sur le bien de celle-ci l'amortissement tiendra lieu de remploi s'il n'y a ni lésion ni fraude (2).

D'autre part, si par une clause insérée au contrat de mariage, le mari s'était obligé à remplacer les deniers en fonds de terre il ne serait pas censé avoir satisfait à cette obligation en créant une rente au profit de sa femme (3).

On pourrait soutenir cependant que, d'après la Coutume de Normandie, les rentes sont considérées comme des immeubles. On répondrait que le mot « immeuble » ne signifie pas « fonds de terre », cette expression s'appliquant seulement à des héritages ; que, en étant créancière d'une rente, la femme ne se trouvait pas dans la

---

(1) La disposition de l'article 411 nous semble difficile à justifier au point de vue juridique : le remploi devait évidemment, à cette époque, comme de nos jours avoir lieu en biens libres. Or les immeubles du mari étaient grevés de l'hypothèque légale de la femme à laquelle celle-ci ne pouvait renoncer. Quoi qu'il en soit, il fallait s'incliner devant une disposition aussi explicite.

(2) Basnage, II, p. 157.

(3) Roupnel sur Pesnelle, p. 715.

même situation que si elle était propriétaire d'un fonds de terre, la rente pouvant toujours être rachetée et la femme étant continuellement exposée à recevoir un capital facile à dissiper (1) (arrêt du 28 mars 1659).

Le remploi d'immeubles sis en Normandie et aliénés n'était valable que si ceux qui avaient été acquis en remploi étaient situés dans la même province. Si les biens acquis en remploi, quoique de valeur égale aux immeubles aliénés étaient situés dans une autre province, le remploi n'était pas valable et les acquéreurs pouvaient être inquiétés.

En effet, si le bien acquis en remploi pouvait être, en vertu de la coutume du lieu où il se trouvait, aliéné sans condition, la femme serait facilement dépouillée (arrêt de 1624). Il en serait de même au cas où il s'agirait non plus d'un bien fonds, mais d'une rente même constituée ; ces rentes, nous l'avons vu, étant considérées en Normandie, même dans le dernier état du droit, comme des immeubles. Donc, si le débi-rentier veut racheter la rente, il devra veiller à ce que le capital soit employé en acquisition d'immeubles sis en Normandie et cela que la femme crédi-rentière soit domiciliée dans cette province ou dans une autre, les rentes suivant la condition des héritages sur lesquels elles sont assignées (ainsi jugé : arrêts du 9 mars 1679 et du 10 juin 1682) (2).

---

(1) Basnage, II, p. 404.
(2) Voir ces arrêts dans Basnage, t. II, p. 402 à 404.

On se refusait à admettre la validité d'un remploi
dans ces conditions parce que les coutumes de provinces
de droit coutumier, voisines de la Normandie, déniaient
à la femme les protections que celle-ci lui accordait.
Dans ces conditions, si le remploi avait été fait en immeubles situés en pays de droit écrit, c'est-à-dire sous
l'empire du régime dotal, le remploi serait-il valable?

Le cas ne paraît pas s'être présenté dans la pratique
et n'a pas été examiné par les commentateurs.

Il semble qu'il y aurait eu lieu de valider ce remplacement qui ne lésait plus alors les intérêts de la femme.

B. — *Exercice du droit de récompense.*

Si le remploi n'avait pas été effectué au cours du mariage la femme ou ses héritiers exerçaient à la dissolution du mariage leur action en reprise sur les biens du
mari. Cette action était garantie par une hypothèque
légale (1).

Toutefois pour le rang de cette hypothèque, on faisait
une distinction entre les biens dotaux et les biens non
dotaux. Pour les biens dotaux, en effet, l'hypothèque
qui en protégeait la restitution prenait rang en général,
du jour du contrat de mariage. Pour les biens autres
que la dot, l'hypothèque qui les protégeait datait seulement de l'aliénation. L'article 539, s'exprimait en
effet, en ces termes : « Si la dot de la femme a été

_____

(1) Houard, *Dict.* au mot *Hypothèque.*

aliénée en tout ou en partie et que les deniers ne soient convertis à son profit, elle aura récompense du juste prix sur les biens de son mari du jour du contrat de mariage et célébration d'icelui. »

Pour les biens autres que les biens dotaux, la femme aura toujours droit à récompense s'ils sont aliénés mais le rang de l'hypothèque garantissant la restitution des deniers sera différent : elle datera du jour de l'aliénation : article 542 : « Et quant à tous autres biens, immeubles appartenant aux femmes, autres que leur dot, soit à droit de succession, donation, acquisition ou autrement s'ils sont aliénés par la femme et le mari ensemble, ou par la femme du consentement et autorité de son mari et que l'argent provenant de la vente n'ait été converti au profit de la femme, elle doit avoir récompense sur les biens de son mari : mais l'hypothèque prend seulement pied du jour de l'aliénation..... »

Il est donc important de savoir ce qu'on entend par biens dotaux de la femme et par « biens immeubles non dotaux ».

D'après Bérault (1), sont dotaux tous les biens appartenant à la femme au moment de son mariage ; pour Godefroy, (2) les biens dotaux sont ceux qui ont été donnés à la femme en faveur du mariage ; il faut qu'il y ait une relation entre ces biens et le mariage.

Pour Basnage, enfin, le mot dot a un sens très étendu :

(1) Bérault, t. H., p. 558.
(2) Godefroy, II, p. 565.

repoussant la définition de Godefroy, il adopte celle de
Bérault mais en y ajoutant quelque chose : d'après lui,
sont dotaux non seulement les biens possédés par la
femme lors de son mariage, mais aussi tout ce qui lui
échoit par droit de succession en ligne directe pendant
le mariage. Cette interprétation semblait contraire à
l'article 542, cet article déclarant que pour tous les biens
échus à droit de succession..... l'hypothèque ne prendra
rang que du jour de l'aliénation ; aucune distinction
n'est faite entre les successions collatérales et les successions en ligne directe... « et quoique cette objection
fût apparente puisqu'il n'est pas permis de se servir de
distinctions lorsque la loi n'en a point faites, néanmoins
l'on a trouvé tant de justice à mettre au rang de la dot,
ce qui venait à la femme en ligne directe, que l'usage
s'en est établi sans aucune opposition... (1) ».

Les auteurs qui sont venus après Basnage ont adopté
sa définition (2). Pesnelle comprenait même dans les
biens dotaux ceux qui avaient été acquis par le mari en
exécution de l'article 390 (3) et le sens très large donné
à l'article 542 était passé dans la jurisprudence (arrêt
du 10 mars 1690) (4).

Basnage critiquait la disposition de l'article 539 et
donnait toutes ses préférences à la règle contenue dans
l'article 542. Pour lui, c'est toujours de l'aliénation de

(1) Basnage, t. II, p. 407.
(2) Houard, *Dict. Dot.* ; Flaust, t. 1, p. 482.
(3) Pesnelle, p. 712.
(4) Voir cet arrêt dans Basnage, *loco citato*.

ses biens que devrait dater l'hypothèque de la femme : en
effet si la femme n'est pas indemnisée, elle rentrera en
possession de ses immeubles aliénés, le recours subsidiaire contre les tiers qui lui est accordé en cas de vente
de ses biens dotaux ne lui est pas dénié lorsqu'elle est
dessaisie de ses biens propres autres que les biens dotaux. Dans ces conditions, le rang de l'hypothèque légale
de la femme ne bénéficie qu'aux tiers acquéreurs des
biens dotaux : il préjudicie soit aux créanciers de son
mari, soit aux acquéreurs des biens de celui-ci « qui
sont beaucoup plus favorables que ceux qui ont contracté des biens de la femme parce qu'ils n'ont point
ignoré qu'elle ne pouvait rien perdre et qu'elle avait toujours son recours sur eux en cas d'insolvabilité du
mari (1) ».

D'Argentré avait soutenu le premier la théorie de
Basnage et sur son initiative, les réformateurs de la Coutume de Bretagne avaient ajouté à l'ancien article 439,
de cette Coutume, une disposition par laquelle la femme
ne pouvait avoir récompense sur les biens de son mari
que du jour de l'aliénation.

Mais, comme le fait remarquer Roupnel, s'il existait
contre le mari des créances antérieures absorbant tout
l'actif, la femme pouvait être entièrement dépouillée,
la Coutume de Bretagne n'admettant pas de recours
subsidiaire contre les tiers.

(1) Basnage, t. II, p. 409.

Au contraire la Coutume de Paris donnait rang à l'hypothèque de la femme pour toutes ses reprises, du jour du contrat de mariage.

Quoi qu'il en soit de la critique de Basnage, le principe posé par l'article 539 n'était pas douteux.

La femme exerçant ses reprises *dotales* primait donc tous les créanciers du mari et usait de son hypothèque à l'encontre des tiers acquéreurs qui avaient traité avec le mari, même antérieurement à la vente de ses biens dotaux.

Toutefois il fallait tenir compte d'un règlement en date de l'année 1600 (1). Il avait établi que si les contrats de mariage n'étaient point passés devant notaires, ce qui était la règle générale en Normandie, les 2/3 de ces contrats de mariage étant sous seings privés, l'hypothèque qni.y était attachée ne daterait que du jour de la reconnaissance du contrat de mariage. Comment alors entendre la disposition de l'article 539? celui-ci ne faisant aucune distinction.

Cette difficulté avait fort embarrassé Bérault et surtout Godefroy. Ce dernier disait : « Faut-il exiger que les contrats de mariage soient toujours reconnus ? — Oui, d'après le règlement de 1600 ; alors le règlement a donc abrogé l'article 539? » (2).

Basnage résout la difficulté de la façon suivante : s'il s'agit de la femme réclamant la restitution d'une dot en

_____

(1) Voir le texte de règlement dans Robert, p. 129.
(2) Godefroy, t. II, p. 559.

deniers, l'hypothèque datera, soit du contrat de mariage, s'il est authentique, soit de la reconnaissance du contrat, s'il est sous seings privés. Si, au contraire, la femme poursuit le remboursement de la valeur de ses propres aliénés, elle exercera son hypothèque à la date de son contrat de mariage, s'il y en a un et cela, sans distinguer s'il a été ou non reconnu, s'il est ou non authentique. S'il n'y a pas de contrat de mariage, son hypothèque datera du jour de la célébration du mariage.

En effet, le règlement de 1600 avait eu pour but de réprimer les fraudes suivantes :

1° Un père chargé de dettes suppose un contrat de mariage dans lequel il se reconnaît débiteur d'une dot considérable. Sa fille primera tous ses créanciers qui seront ainsi dépouillés.

2° Il en serait de même pour les créanciers d'un mari également insolvable qui supposerait un contrat de mariage, dans lequel il reconnaîtrait avoir reçu une dot importante.

Les mêmes fraudes n'étaient plus à redouter lorsqu'il s'agissait de l'aliénation d'un fonds dotal. Le contrat de vente du bien dotal était authentique, le prix était certain, donc, la fraude était impossible.

On peut objecter que c'est alors de l'aliénation que devrait dater l'hypothèque. Cela eût peut-être été plus logique. Toutefois, pour justifier la disposition de l'article 539 on peut dire que c'est en considération de l'au-

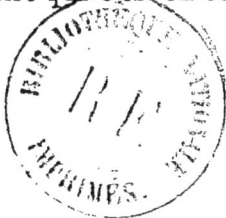

torité maritale que la femme a aliéné. C'est donc du jour
où elle s'est trouvée engagée sous les lois d'un mari,
que datera son hypothèque.

Il est facile maintenant de résoudre une hypothèse
qui a été seulement posée par Bérault et qu'il n'a pas ré-
solue. Soit un créancier dont la créance est née entre le
contrat de mariage et le mariage : sera-t-il primé par
elle, ou lui sera-t-il préféré ?

Il faut user de la distinction posée par Basnage.

Supposons tout d'abord que la femme agisse en remplacement d'immeubles dotaux aliénés. S'il y a un contrat de mariage (authentique ou sous seings, reconnu
ou non reconnu), la femme primera le créancier.

Si le contrat n'a pas été reconnu, l'hypothèque ne datant que de la célébration du mariage, elle sera primée
par le créancier.

Prenons maintenant la seconde hypothèse : la femme
agit non plus en remplacement de la valeur de ses immeubles, mais comme créancière de deniers dotaux.

Si le contrat de mariage a été passé en la forme authentique, le créancier sera évidemment primé par la
femme.

S'il a été passé par acte sous seings privés, la femme
primera le créancier, si le contrat de mariage a été reconnu
avant la naissance de la créance. Elle sera primée si
celle-ci est née avant le jour où le contrat a été reconnu.

Dans tous les cas où la femme primait les créanciers
ou les acquéreurs, la jurisprudence avait accordé à

ceux-ci une subrogation dans les droits et actions de la femme (1).

Une faveur toute particulière avait été accordée par l'article 121 des Placités à la femme qui exerçait ses reprises sur les biens de son mari. Elle était, en effet, dispensée de suivre les règles ordinaires en matière de saisie immobilière; elle avait le droit de se faire délivrer directement des immeubles appartenant à son mari jusqu'à concurrence du montant de ses reprises ; ce droit se fixait sur les immeubles de son mari dès la dissolution du mariage, et à partir de ce moment aucune aliénation ne pouvait en entraver l'exercice (2).

Mais,pour que ce droit pût prendre naissance il fallait:

1° Que la femme fût première créancière ou qu'elle eût désintéressé les créanciers qui la précédaient. La femme en effet pouvait être primée par les créanciers de son mari dont la créance était antérieure au contrat de mariage, s'il était authentique, ou par les créanciers antérieurs à l'événement qui avait donné date certaine au contrat de mariage, s'il était sous seings privés. On autorisait, en effet, la femme qui n'était pas créancière à désintéresser les créanciers qui la primaient, ou à leur donner caution, de les colloquer au rang de leurs créances (3) moyennant quoi, elle était subrogée dans leurs droits et pouvait être remplie :

(1) Basnage, t. II, p. 409.
(2) Roupnel, p. 716.
(3) Basnage, t. II, p. 404, fait des réserves sur cette solution. Elle était cependant généralement adoptée dans la pratique.

1° De la dot ;

2° Du montant de créances appartenant aux créanciers dans les droits desquels elle était subrogée.

Pour sa dot, elle pouvait bénéficier bien évidemment de la faveur de l'article 121 ; mais pouvait-elle, en paiement des autres créances qu'elle avait acquises, se faire donner en paiement des immeubles de son mari ?

Par l'exercice de son privilège la femme pouvait préjudicier :

1° Aux héritiers ; ceux-ci pouvaient espérer que par une adjudication publique, le prix des immeubles ayant appartenu au mari serait plus élevé.

2° Aux créanciers qui sont privés du droit d'enchérir à leur profit particulier (art. 582 à 585).

3° Enfin aux seigneurs ou aux parents qui ne pouvaient exercer de retraits.

Dans ces conditions, le privilège paraissant être exclusivement attaché à la qualité de la dot ne devrait pas être, semble-t-il, étendu aux autres créances.

Cependant le contraire fut jugé par arrêt en date du 23 juillet 1736, conforme à un acte de notoriété du Parquet de Rouen (1).

Il fallait en outre que les biens n'eussent pas été aliénés par le mari au cours du mariage. Si ces biens avaient été aliénés la femme ne pouvait recourir contre les tiers acquéreurs qu'en se conformant aux règles ordinaires

(1) Froland, *Recueil d'arrêts*, p. 321. En sens contraire voir dans Roupnel, p. 717, une consultation de trois membres du barreau de Normandie.

de la saisie (1). La faculté accordée à la femme par l'article 121 des Placités ne changeait pas la nature de son droit : elle avait droit à des deniers, son action était purement mobilière, mais elle était garantie par un droit réel. Ce droit, en somme, n'était qu'une hypothèque et la faveur consistait seulement à dispenser la femme de la saisie et à lui attribuer en paiement, des immeubles : ce mode de paiement est analogue au mode d'exercer ses reprises par la femme commune (art. 1471, C. civ.). Peut-être faut-il voir dans cet article 121 du règlement de 1666 l'influence des pays de communauté. D'ailleurs, nous l'avons déjà vu, l'aliénation postérieure à la dissolution du mariage, faite par les héritiers du mari, ne saurait enlever à la femme la faveur qui lui est accordée par l'article 121 des Placités.

Le bénéfice de l'article 121 ayant été introduit en faveur de la femme, celle-ci est libre d'y renoncer (arrêt du 5 mars 1677) (2) et cela, même si elle a d'abord demandé à user de son privilège.

C. — *Recours contre les tiers détenteurs.*

Si la femme ne peut recouvrer sur les biens de son mari la valeur de ses immeubles aliénés, c'est aux tiers détenteurs qu'elle s'adressera en leur demandant : soit de lui payer la valeur de sa dot, soit de lui délaisser ses biens aliénés ; article 540 : « et où la femme ne pourrait

---

(1) Basnage, t. II, p. 415 et l'arrêt précité.
(2) Basnage, t. II, p. 405.

avoir récompense sur les biens de son mari, elle peut
subsidiairement s'adresser contre les détenteurs du dit
dot lesquels ont option de le lui laisser ou de lui payer
le juste prix à l'estimation de ce qu'il pouvait valoir lors
du décès de son mari. » « La signature de la femme
n'assure point l'acquéreur si le mari n'a point de quoi
fournir le remploi des biens aliénés et tout l'avantage
qu'il tire du consentement prêté par la femme est que
ce consentement l'engage à discuter les biens de son
mari avant qu'elle puisse le déposséder... »

Ce que doit le tiers détenteur désirant rester en possession de l'immeuble dotal, c'est donc le prix d'estimation lors du décès du mari, car c'est à ce moment que
naît l'action de la femme : on ne pouvait régler l'indem-
nité sur le pied du prix de vente car le mari aurait pu,
pour frauder son épouse et ses héritiers, déguiser dans
le contrat le véritable prix de vente (1).

D'autre part, la femme a-t-elle la faculté de demander
le prix porté au contrat si la vente a été avantageuse, ou
bien ne peut-elle exiger que la valeur de l'immeuble au
temps de la dissolution du mariage ?

Donner le choix à la femme, ce serait sacrifier les intérêts de l'acquéreur et lui faire payer deux fois un prix
trop élevé, qu'il a peut-être consenti seulement en raison
de convenances particulières.

Aussi malgré des controverses dont nous trouvons les

_____

(1) Roupnel sur Pesnelle, p. 718. Voir les conclusions données par l'a-
vocat général Chauvelin dans un arrêt du 20 mai 1710.

traces dans les œuvres des commentateurs, la solution favorable à l'acquéreur avait-elle triomphé dans la pratique.

Nous nous sommes placé jusqu'à présent dans l'hypothèse où les immeubles aliénés sont des biens fonds, des « héritages », mais d'autres immeubles que les biens fonds existaient dans notre ancien droit normand, il y avait notamment les rentes, même constituées ; les règles de l'inaliénabilité devaient leur être appliquées ; si le débi-rentier avait payé à la femme seule ou au mari seul, il pouvait être contraint de payer deux fois (arrêt du 1er juillet 1524). S'il avait payé à la femme autorisée du mari ou à celui-ci du consentement de sa femme, il ne pouvait être recherché qu'en cas d'insolvabilité du mari. Dans ce cas, il devra à la femme le remboursement du capital de la rente. Toutefois le mariage de la femme n'avait pu enlever au débi-rentier la faculté qu'il avait auparavant de se libérer du service des arrérages en remboursant le capital de la rente. Aussi en raison de la situation particulière de la femme, était-il en droit d'exiger du mari des garanties particulières : c'est-à-dire un remploi valable ou une caution. Si le mari se refusait à fournir ces sûretés, le débi-rentier avait le droit de consigner les capitaux (arrêt du 12 mai 1756) (1).

Il est possible également que, les biens du débi-rentier ayant été saisis, la femme se présente comme créancière

(1) Roupnel sur Pesnelle, p. 714.

du capital de la rente. Dans cette hypothèse, un arrêt de
règlement du 19 juin 1724 avait ordonné que dans les
cas où les biens du débi-rentier seraient adjugés par
décret, « s'il y avait opposition pour rentes hypothèques
appartenant à des femmes mariées, les maris seraient
obligés pour recevoir « de fournir bon et valable remplacement ou au défaut bonne et suffisante caution des
capitaux des rentes dont il y aura collocation..... » (1).

Les conditions énoncées par l'article 538, si elles étaient
remplies, étaient-elles suffisantes ? et toute femme majeure pouvait-elle ainsi aliéner ses biens moyennant
réalisation des conditions que nous venons d'examiner ?

On apportait deux dérogations à l'article 538 : pour la
femme séparée de biens et pour la femme marchande
publique.

§ IV. — Des dérogations à la règle de l'article 538.

A. — *Des aliénations consenties par la femme séparée.*

En Normandie, la séparation de biens paraît s'être
introduite à la même époque que dans tout le reste de la
France, c'est-à-dire au cours du XVIe siècle ; elle était
déjà connue en 1555.

Un règlement du 30 août de cette année s'occupe en
effet de la publicité à donner aux séparations de biens.
Il prescrit que toute séparation sera inscrite sur les re-

---

(1) Voir cet arrêt dans le recueil d'arrêts de Pesnelle à la fin du commentaire de cet auteur.

gistres publics du tabellionage. Dans le reste de la
France, cette mesure n'a été prise qu'à une date plus
récente, et relativement aux commerçants seulement.

Pour la femme séparée de biens, le règlement de 1600
avait déclaré nulles les ventes d'immeubles passées par
elle, et contrairement à la jurisprudence du Parlement
de Paris (1) admettant que ces contrats seraient va-
lidés par l'autorisation du mari, la Cour avait décidé
que cette autorité du mari ne saurait rendre valables
les contrats passés dans de semblables conditions : « La
séparation est un remède de la loi pour conserver le bien
de la femme et non pour lui donner la liberté d'aliéner...»
La cause de la séparation étant le mauvais ménage du
mari, son autorisation est inutile pour faire une chose
contraire à la fin principale de la séparation (2).

Néanmoins, l'autorisation maritale n'était pas entièrement dépourvue d'efficacité ; la femme séparée en général n'était pas obligée de discuter les biens du mari :
elle avait le droit de s'adresser directement aux tiers
détenteurs sans essayer de reprendre sur les immeubles
de son époux la valeur de ses biens aliénés. Au contraire,
on admettait que le tiers acquéreur *inquiété par la
femme* avait la faculté, lorsque le mari était intervenu
au contrat, de *rester propriétaire* des immeubles de la
femme en payant à celle-ci leur juste valeur (arrêt de
Heusé rendu le 23 juillet 1636) (3). Le seul bénéfice que

(1) Basnage, t. II, p. 392 et 394.
(2) *Id.*, p. 393.
(3) Voir cet arrêt dans Basnage, *loco citato*.

pouvait retirer la femme de la séparation de biens était
de ne pouvoir être contrainte à discuter préalablement
les biens de son mari, mais on ne pouvait aller plus
loin, et hors de cette faveur, on rentrait dans le droit
commun : or, d'après les règles générales, si la femme
non séparée, qui ne pouvait avoir de récompense sur les
biens de son mari, s'adressait aux détenteurs de ses biens
dotaux, ceux-ci avaient le choix entre indemniser la
poursuivante ou lui rendre l'immeuble.

Mais, le règlement de 1600 ne s'applique pas aux immeubles acquis par la femme depuis la séparation de
biens, il concerne seulement les biens possédés par la
femme au temps de la séparation. La prohibition de les
aliéner est limitative ; c'est d'une inaliénabilité spéciale
en quelque sorte qu'il s'agit ; le règlement avait pour but
d'interdire à la femme les actes pouvant la dépouiller
de ses biens dotaux nécessaires à sa subsistance, car la
femme n'est pas incapable de s'engager : elle peut, au
contraire, contracter des obligations valables et ces obligations seront exécutoires non seulement sur ses meubles, mais aussi sur les immeubles acquis depuis la
séparation (1). Quant aux immeubles dotaux, ils ne peuvent être saisis ; leur revenu même est insaisissable,
car il doit être affecté aux besoins de la femme et ne peut
être détourné de sa destination (2).

De ce que l'inaliénabilité des immeubles dotaux ap-

(1) Pesnelle, p. 711 et Roupnel, *eod. loc.* Godefroy sur Bérault, II, p. 536.
(2) *Contrà*, arrêt du 10 déc. 1671 dans Basnage, II, p. 394.

partenant à une femme séparée repose sur une indisponibilité de ces biens et non sur l'incapacité de la femme, on devait conclure que le contrat de vente d'immeubles dotaux passé par la femme séparée était nul,
comme transférant la propriété à l'acquéreur, mais valable comme engendrant des obligations à la charge de
la femme. La vente non exécutée pouvait donc donner
lieu à des dommages-intérêts payables sur les meubles
et sur les immeubles non dotaux (1).

B. — *Des aliénations consenties par la femme,*
marchande publique.

Les aliénations consenties par la femme marchande
publique, même de l'autorité de son mari, étaient, comme
celles passées par la femme séparée de biens, frappées
de nullité.

Cette seconde dérogation à l'article 538 n'avait pas
été admise sans difficulté et pendant longtemps la jurisprudence avait subi des oscillations, mais ses solutions
les plus récentes consacraient la nullité. On craignait
que les femmes marchandes publiques, si leur commerce
devenait désastreux, ne fussent promptement plongées
dans la ruine ; il fallait leur assurer quelque chose au
moins pour vivre :

« La Coutume de Normandie ayant pris un soin si
particulier de conserver le bien des femmes, ce serait

(1) Pesnelle, p. 710.

mal comprendre son intention que d'en permettre l'aliénation ou l'engagement aux femmes mariées, sous prétexte de commerce qui leur apporte ordinairement plus
de dommage que d'utilité (1). »

De même que pour la femme séparée, c'était d'une
indisponibilité spéciale qu'étaient frappés les immeubles dotaux de la femme marchande publique, car celle-
ci avait la capacité de s'engager et ses obligations
étaient exécutoires sur tous ses biens autres que ses
biens dotaux.

§ V. — Des exceptions à la règle de l'inaliénabilité.

Certains tempéraments étaient apportés à la règle générale de l'inaliénabilité dotale.

Tout d'abord, les biens de la femme pouvaient être
déclarés aliénables par le contrat de mariage.

On avait autrefois discuté sur la validité d'une semblable clause, mais la possibilité de l'insérer dans un
contrat de mariage avait été reconnue par la jurisprudence (arrêt du 15 juillet 1666) qui assimilait ce cas à
celui de l'article 417 : « La femme mariée ne peut tester
d'aucune chose, s'il ne lui est permis par son mari ou
que par son traité de mariage, il soit ainsi convenu. »
Si, dans ces conditions, la femme aliénait son immeuble,
non seulement les acquéreurs ne pouvaient être inquié-

(1) Voir l'arrêt du 9 juillet 1660 dans Basnage, t. II, p. 397.

tés, mais les biens mêmes du mari étaient déchargés de toute obligation à récompense (1).

Toutefois, il ne semble pas que les Normands, toujours préoccupés de sauvegarder et de protéger le plus possible la dot de la femme, aient usé fréquemment de cette clause particulière.

D'autre part, les biens de la femme pouvaient être aliénés en cas de nécessité urgente ; l'humanité exigeait alors qu'on laissât à la femme toute latitude pour l'aliénation de sa dot ; et d'autre part pour rassurer les tiers acquéreurs le recours subsidiaire de l'article 540 était dénié à la femme (2).

Néanmoins, pour arriver à ces aliénations, il fallait une délibération des parents et une autorisation de justice : l'autorisation du mari n'était pas nécessaire car elle était suffisamment suppléée par celle du juge (3).

C'est dans l'article 541 que nous trouvons l'énumération des cas dans lesquels la femme peut valablement aliéner les biens lui appartenant: « Si la dot a été vendue par la femme pour rédimer son mari n'ayant aucuns biens, de prison, de guerre ou cause non civile ou pour la nourriture d'elle, de son mari, de ses père, mère ou de ses enfants, en extrême nécessité elle ne le pourra retirer... »

---

(1) Basnage, t. II, p. 401. Mais cette convention particulière ne pouvait porter que sur le tiers des biens (Basnage, *loco citato*).

(2) Colin, Le droit des gens mariés dans la Coutume de Normandie. *Nouvelle Revue historique*, année 1892, p. 435.

(3) Basnage, t. II, p. 412.

Dans ces diverses hypothèses, la femme, à la différence du cas où l'aliénation aurait été autorisée par le contrat de mariage, peut se faire indemniser par son mari ou ses héritiers au cas : « où il parviendrait à meilleure fortune ». Cependant, elle ne pourra jamais se retourner contre les tiers acquéreurs.

§ VI. — Des meubles appartenant à la femme mariée.

Il nous reste maintenant à envisager l'hypothèse d'une dot constituée non plus en biens fonciers ou en rentes, mais en deniers, créances, meubles meublants, etc. Ces biens mobiliers, étaient-ils sauvegardés à l'égard de la femme par des mesures de protection analogues à celles qui protégeaient les biens fonciers ou les rentes ?

Pendant toute la période qui a précédé la réformation de la Coutume, les biens meubles qui appartenaient à la femme au moment du mariage ou ceux qu'elle recueillait dans la suite, devenaient la propriété du mari. Il en avait la libre disposition et n'avait pas à en rendre compte à la femme (1). Toutefois l'on pouvait dans le contrat de mariage déroger à ce principe en stipulant que les meubles donnés en dot seraient employés en acquisition d'immeubles ou qu'ils seraient consignés sur les biens fonciers du mari. En dehors d'une stipulation formelle on rentrait dans la règle générale. Mais à cette règle deux tempéraments furent apportés par la Coutume rédigée :

(1) Terrien, p. 17.

1° L'article 510 déclare en effet que les deniers donnés pour mariage des filles par père, mère, aïeul ou autre ascendant, ou par les frères, et destinés pour être leur dot, sont réputés immeubles et propres à la fille encore qu'ils ne soient employés ni consignés «... quoique par le droit général les biens soient rangés sous deux espèces de meubles et d'immeubles, néanmoins la Coutume en faveur du mariage des filles donne la faculté aux particuliers d'en changer la nature (1) ».

Cette immobilisation fictive se produisait encore dans le cas où les meubles avaient été constitués en dot par des donateurs étrangers pour être employés en achat d'héritages. On les réputait immeubles dans ce cas ; mais ils n'étaient pas considérés comme biens propres.

2° Quant aux ~~im~~meubles échus à la femme pendant le mariage, le mari est tenu d'en employer la « moitié en héritage ou rente, si tant est toutefois qu'ils excèdent la moitié du don mobil fait par la femme à son mari » (art. 390).

Nous avons déjà vu que le don mobil était une donation faite par la future à son fiancé au moment du mariage. Il était ordinairement du tiers des biens (2).

Au cas où semblable donation aurait été faite par la femme, la Coutume ne voulant pas accumuler les faveurs au profit du mari, obligeait celui-ci à tenir compte à la femme d'une partie des meubles que celle-ci serait appelée à recueillir au cours de son union.

(1) Basnage, t. II, p. 346.
(2) Basnage, t. I, p. 400.

Si nous supposons qu'il n'y a pas eu de don mobil, l'obligation du mari devrait cesser. Tel était le sentiment de Basnage, tel était aussi celui de Bérault (1) : « Et pourra avenir qu'un homme épousant une mineur héritière qui n'a ordinairement que des immeubles la vestira, attroussellera, fera tous les frais des nopces à ses dépens et sans avoir eu rien d'elle ; s'il luy advient durant le mariage quelque succession mobiliaire, il ne luy faut envier. » Mais cette opinion n'avait pas triomphé ; la jurisprudence avait, au contraire, consacré la solution opposée.

Ce que nous appelons aujourd'hui dot mobilière était donc, à proprement parler, inconnu en Normandie (2).

Dans certains cas, il est vrai, la femme n'apportait au mari qu'un droit de jouissance sur les meubles ; le mari était tenu de lui en rendre compte à la dissolution du mariage.

Mais, dans cette hypothèse, nous l'avons vu, les meubles étaient alors, en vertu d'une fiction légale, considérés comme des immeubles et protégés par le système de garanties édictées par les articles 537 et suivants de la Coutume rédigée.

§ VII. — De la nullité des aliénations à titre gratuit.

Incapable d'aliéner à titre onéreux pendant le mariage, la femme est également dans l'impossibilité de se dé-

(1) Bérault, t. II, p. 64.
(2) Colin, p. 431.

pouiller par des aliénations à titre gratuit : la donation étant encore plus préjudiciable que la vente puisque le donateur ne reçoit rien en échange de ce qu'il donne, la Coutume de Normandie devait être nécessairement conduite à la déclarer nulle. Aucun texte ni dans les Coutumiers ni dans la Coutume officielle ne le déclarait formellement, mais la jurisprudence avait été conduite à interdire les donations à la femme mariée.

Ce résultat n'avait pas, cependant, été obtenu par le Parlement sous de nombreuses variations. Un arrêt de 1512 avait validé une donation du tiers des propres et une autre décision conforme fut rendue à la date du 11 juillet 1657 (1). Ces arrêts étaient peu fondés en droit : outre l'argument tiré d'un défaut de texte, on invoquait le motif suivant, peu flatteur pour les femmes : « on n'a pas fait difficulté à la femme de donner parce que la loi a sagement présumé qu'à cause de son avarice naturelle elle ne se porterait à faire des libéralités que par des considérations très fortes. » D'autre part des arrêts rendus les 20 mai 1653, 29 mai 1659 et 27 juillet 1665, paraissent avoir définitivement fixé la jurisprudence dans le sens de la nullité, ce qui était plus logique (2).

La séparation de biens pouvait-elle donner à la femme la capacité d'aliéner à titre gratuit ?

Les auteurs, en général, le croyaient (3) et un arrêt du

(1) Basnage, t. II, p. 215.
(2) Bérault, t. II, p. 214 à 216, note a.
(3) Basnage, t. II, p. 215.

11 juillet 1657 avait jugé en ce sens. Mais les articles 126
et 127 des Placités qui interdisaient à la femme sans
distinction toute aliénation des immeubles qui lui appartenaient lors de la séparation annulaient par leur
disposition très générale, même les aliénations à titre
gratuit ; à dater donc du règlement général du 6 avril
1666 la question ne fut plus douteuse (1).

On avait admis cependant que la femme mariée, séparée ou non, pouvait disposer du tiers de ses acquêts,
soit par donation (2), soit par testament (3), à condition
toutefois qu'elle fût autorisée par son mari (art. 417 de
la Coutume réformée).

Même par testament, elle ne pouvait disposer que de
ses acquêts et non de ses biens propres. « Nul ne peut
disposer de son héritage et biens immobiliers ou tenant
nature d'iceux par donation à cause de mort ou testament » (art. 427).

Mais il était toute une catégorie de donations pour
lesquelles le doute était impossible ; elles étaient entièrement nulles ; c'étaient les donations faites par la
femme pendant le mariage, en faveur de son époux,
d'ailleurs la prohibition était réciproque ; elle s'appliquait aussi bien au mari qu'à la femme.

La *Summa de legibus* ne fait pas mention de cette
prohibition, il est donc à présumer qu'elle s'introduisit

(1) Bérault, *loco citato*.
(2) Basnage, p. 214.
(3) Basnage, p. 185 ; *contra*, Bérault, t. II, p. 180.

en Normandie à la même époque que dans le reste de la France, c'est-à-dire vers la fin du XIIIe siècle.

Certains caractères de la prohibition sont d'ailleurs communs à la Normandie et aux autres provinces, notamment l'incapacité mutuelle des époux de contracter ensemble pour éviter des donations indirectes ou déguisées (article 410). On autorisait toutefois le mari, nous l'avons vu, à céder ses biens à sa femme en remplacement des immeubles dotaux aliénés (art. 411) (1).

Il en est de même de la prohibition des libéralités testamentaires ; la femme ne pouvait rien léguer à son mari : celui-ci pouvait disposer au profit de sa femme par testament seulement, de ses biens mobiliers (art. 429).

Mais la prohibition en Normandie était plus étendue que dans les autres provinces, en ce que : 1° le don mutuel était interdit, et : 2° en ce que les libéralités faites par un époux aux parents de l'autre étaient nulles comme si elles avaient été faites à l'époux même. On annulait même les contrats à titre onéreux s'ils ne faisaient que déguiser des donations ou s'ils renfermaient des avantages indirects (art. 422).

Cette dernière disposition avait pour but de couper court à toute interposition de personnes.

_____

(1) Cpr. art. 1595 du Code civil.

APPENDICE. — DE L'INALIÉNABILITÉ DES BIENS APPAR-
TENANT A LA FEMME MARIÉE EN ANGLETERRE ET DANS
LES ILES DE LA MANCHE.

L'inaliénabilité absolue avait été également reçue en
Angleterre et en Ecosse ; le consentement prêté par la
femme n'avait aucune efficacité, puisque, nous le savons, la femme mariée était juridiquement réputée ne
pas exister, sa personnalité se confondant dans celle de
son époux ; sur ce point, les règles du droit anglais étaient
identiques aux règles admises dans la même hypothèse
par la Coutume de Normandie avant les arrêts du
XVIᵉ siècle (1).

A la différence du droit normand antérieur à la Coutume réformée, l'action en revendication de l'immeuble
indûment aliéné, pouvait être, à la dissolution du mariage, intentée par les héritiers de la femme aussi bien
que par la femme mariée elle-même.

Dans la suite, le principe rigoureux du droit primitif
fléchit peu à peu, une atteinte fut portée à l'ancienne
règle : tandis qu'autrefois la vente du bien de la femme
était frappée d'une nullité absolue et ne pouvait être va-
lidée par son intervention, on fut amené dans la suite à
valider les aliénations ainsi consenties ; on usa pour
parvenir à ce résultat de la fiction suivante : celui qui
voulait acheter le fonds dotal ne contractait pas directe-

(1) Glasson, *Hist. des Instit. de l'Angleterre*, t. II, p. 289.

ment avec les époux, mais il les attaquait en justice et prétendait que c'était lui-même qui était propriétaire de l'immeuble. Les conjoints n'opposaient aucune défense à cette prétention et la décision des juges intervenant, rendait inattaquable le transfert de propriété (1).

Les Tribunaux étaient, bien évidemment, les complices de cette feinte. Aussi, faisaient-ils comparaître la femme séparément et, en l'interrogeant, vérifiaient si elle n'agissait pas sous l'empire d'une contrainte qu'aurait exercée sur elle le mari.

Dans la suite, on abandonna cette vaine fiction pour consacrer seulement la solution qu'elle avait fait adopter, le résultat qu'elle avait introduit dans la pratique : un statut de Guillaume IV confirma le pouvoir pour le mari d'aliéner les biens de la femme avec l'autorisation de son mari.

Mais, pour que la vente soit valable, il faut l'intervention de la justice. Cette formalité est un dernier vestige de la procédure autrefois suivie.

La législation des îles normandes avait jadis sanctionné, elle aussi, le principe de l'inaliénabilité absolue. Mais, d'assez bonne heure, elle admit la validité des aliénations des immeubles de la femme mariée, à condition que celle-ci eût donné son consentement à la vente : c'était, d'ailleurs, la seule condition exigée pour la validité de l'aliénation, il n'était pas nécessaire que la femme fût indemnisée sur les biens de son mari.

(1) Gide, édit. Esmein, p. 289.

C'était, en résumé, un système analogue à celui de la loi Julia, quoique ne dérivant pas du droit romain.

Si donc, la vente a été passée soit par la femme sans l'autorité de son mari, soit par celui-ci sans le consentement de sa femme, la vente est nulle : « elle y peut revenir par bref de mariage encombré. » Au contraire, la femme avec l'autorisation maritale « peut vendre tout son héritage ». Et Le Geyt ajoute avec raison que, aucune communauté n'existant entre les conjoints le mari recevra « les deniers à son profit particulier et sans en tenir aucun compte » (1). Aussi trouve-t-il l'usage de l'île « bien rigoureux envers les femmes » (2).

(1) Le Geyt, t. I, p. 223.
(2) Le Geyt, t. I, p. 224 ; t. II, p. 436.

CHAPITRE V

DES OBLIGATIONS CONTRACTÉES PAR LA
FEMME MARIÉE.

La règle de l'inaliénabilité dotale serait illusoire si la femme mariée pouvait, sans la violer ouvertement, se ruiner indirectement en souscrivant des engagements, en contractant des obligations, qui, exécutés dans la suite, la dépouilleraient d'un patrimoine dont la loi a voulu sauvegarder l'intégrité en sa faveur. Aussi, dans les pays qui avaient admis l'inaliénabilité dotale, voyons-nous apparaître, avec elle, et auprès d'elle, une institution qui, née au sein de l'empire romain, s'est développée en France pendant de longues années, et dont le principe inspire encore, à l'heure actuelle, certaines décisions de la jurisprudence moderne (1) : nous voulons parler du sénatus-consulte Velléien.

Ce sénatus-consulte rendu au cours du premier siècle de l'ère chrétienne sous le règne de Claude, déclarait nuls tous cautionnements, toutes « intercessions » contractés par des femmes mariées ou libres, et ce sénatus-consulte, contrairement aux édits antérieurs ne distinguait pas, lorsqu'il s'agissait de femmes mariées,

(1) Gide, édit. Esmein, p. 456.

entre les engagements accessoires souscrits en faveur de leurs maris et les cautionnements intervenus au profit de tiers. Dans tous les cas l'intercession était frappée de nullité (1).

Admis dans une partie de la France avec la législation romaine, le sénatus-consulte se répandit dans tout notre territoire et son application se propagea jusque dans les provinces où le régime de communauté était le seul régime matrimonial en vigueur.

Il ne fut pas appliqué partout d'une manière uniforme. Les renonciations jurées au bénéfice du sénatus-consulte s'étant introduites dans la pratique, certaines provinces admirent et sanctionnèrent ces renonciations qui, bientôt, dans presque toute la France devinrent d'une application constante.

L'Auvergne, cependant, ainsi que le Languedoc et la Normandie étaient restés en dehors de ce mouvement contraire au Velléien. Elles se refusèrent à admettre la validité des clauses contraires au sénatus-consulte et lorsque, par son édit de 1606, Henri IV abrogea le Velléien dans toute la France plusieurs Parlements se refusèrent à enregistrer l'édit royal : parmi eux se trouvait le parlement de Rouen (2).

La Normandie se refusa *toujours* à renoncer au sénatus-consulte qui dans cette province sera encore en vigueur à la veille de la Révolution française.

(1) Accarias, t. II, p. 387 et 388.
(2) Gide, édit. Esmein, p. 412.

Depuis quelle époque cette province suivait-elle les prescriptions de l'édit de Claude? Froland affirme que le sénatus-consulte était en vigueur dès les premiers ducs de Normandie (1). Ce n'est pas improbable puisque, nous le savons, on connaissait le droit romain en Normandie avant même le règne de Rollon.

Mais l'assertion de Froland est dénuée de preuves et il est plus probable que le sénatus-consulte a été introduit en Normandie à la même époque que dans le reste de la France, au XIII° siècle. Ce qui fortifie cette présomption c'est que ni l'édit, ni l'authentique *si qua mulier* ne furent jamais reçus dans l'île de Jersey qui avait conservé dans leur pureté primitive les traditions du plus ancien droit normand (2).

Les Coutumiers, de même que la Coutume officielle ne parlent pas du sénatus-consulte. Sa théorie fut l'œuvre des commentateurs et des Tribunaux (3).

L'Echiquier puis le Parlement interprétaient de la façon la plus stricte le sénatus-consulte, en effet :

1° L'intercession était nulle de plein droit et non pas seulement sujette à rescision ;

2° Nous l'avons déjà vu, la renonciation à ce bénéfice autorisée dans certaines provinces, ne produisait en Normandie aucun effet (4);

---

(1) Froland, *Mémoire sur le sénatus-consulte Velléien*, p. 88.
(2) Le Geyt, t. I, p. 223.
(3) Colin, p. 437.
(4) Houard, *Dict.* au mot *Caution.*

3° Enfin, le vice dont était atteint le contrat accessoire ne pouvait se couvrir. On avait admis en même temps que le sénatus-consulte l'authentique *si qua mulier* ;

4° Les obligations contractées par la femme soit seule, soit conjointement avec son mari, étaient également frappées de nullité, ces engagements étant présumés souscrits au bénéfice du mari et dans son intérêt exclusif : « il est bien évident, disaient les avocats de Rouen dans une consultation du 2 juin 1683, que les obligations contractées par une femme mariée ne peuvent valoir (1). » Dans le cas où le mari avait donné son autorisation il était seul obligé.

L'insaisissabilité frappait les biens dotaux de la femme même si elle était séparée de biens ou si elle se livrait à un commerce distinct de celui de son mari : si elle était marchande publique. Dans ces deux cas, l'obligation n'était pas nulle, elle pouvait être exécutée sur tous les biens de la femme, mais sur tous les biens autres que dotaux ; ces derniers continuaient à être frappés d'insaisissabilité.

Il en était de même du revenu de ces biens ; il ne pouvait être détourné de son affectation spéciale qui était de subvenir aux besoins de la femme et des enfants.

Telle était en Normandie, la théorie du sénatus-consulte Velléien établie par un usage constant.

Par l'application rigoureuse de l'édit de Claude, la ju-

(1) Froland, p. 101; Basnage, p. 396 et 412.

risprudence normande avait été conduite à frapper d'in-saisissabilité les biens dotaux de la femme mariée.

Plusieurs tempéraments avaient été cependant rappor-tés au principe :

1º Incapable de s'obliger par ses contrats, la femme peut engager ses biens par ses délits. Il faut, toutefois que le revenu de ses biens soit insuffisant (1).

2º La femme peut valablement obliger ses biens dans tous les cas où elle pourrait les aliéner.

Elle pourra donc engager ses biens dotaux pour ra-cheter son mari de prison, pour fournir des aliments à elle-même ou à ses enfants, etc... (art. 541).

Dans ce cas les formalités exigées pour parvenir à la vente devront être également suivies, s'il s'agit d'une obligation, c'est-à-dire l'autorisation de justice précédée d'un avis de parents.

3º La femme peut cautionner ses enfants, pourvu tou-tefois que le cautionnement ne s'étende pas au delà de leur part dans la succession.

4º Elle peut s'obliger pour leur constituer une dot (2).

En Angleterre (3) et dans les îles de la Manche (4), le sénatus-consulte Velléien appliqué avec tant de rigueur en Normandie n'avait pas été introduit, la femme s'obli-geant pour son mari avait seulement droit à récompense.

(1) Houard, *Dict.* au mot *Dot*, section IV.
(2) Houard, *Dict.* au mot *Caution*.
(3) Glasson, II, p. 49.
(4) Le Geyt, *Manuscrits*, p. 223.

CHAPITRE VI

DE LA PRESCRIPTION APPLIQUÉE AUX IMMEUBLES DE LA FEMME.

Une législation qui admettait l'inaliénabilité des biens appartenant à une femme mariée aurait dû logiquement en déduire l'imprescriptibilité de ces mêmes biens; si la femme ne peut être dépouillée par des aliénations, elle ne peut l'être par la voie indirecte de la prescription; aucun préjudice ne doit pouvoir lui être causé : *sive in committendo, sive in ommittendo.* Aussi les provinces de droit écrit avaient-elles admis l'imprescriptibilité qui découlait de l'inaliénabilité dotale romaine. En droit romain, l'usucapion et la *longi temporis præscriptio* ne s'appliquaient pas aux immeubles dotaux; de même dans le midi de la France, les biens appartenant à une femme mariée ne pouvaient être acquis par voie de prescription.

En Normandie, il n'en était pas ainsi: ni dans les textes antérieurs à 1583, ni dans la Coutume réformée, nous ne trouvons expressément formulée aucune exception au principe général que la prescription de quarante ans en matière immobilière vaut titre en toute justice, pour quelque chose que ce soit.

De ce silence, les commentateurs avaient conclu qu'aucune exception ne pouvait être apportée à une règle fondée sur des motifs d'intérêt général et d'utilité publique (1). Qu'un tiers se mette par une usurpation en possession de l'immeuble dotal, que l'immeuble soit transféré à un tiers par un vendeur qui n'en est pas propriétaire, l'usurpateur ou l'acquéreur pourront opposer à la femme la durée de la prescription courue pendant le mariage, et cela non seulement dans le cas où cette prescription aurait commencé avant le mariage (2), mais même dans le cas où elle aurait commencé *depuis* (3).

L'imprescriptibilité ne cadrait donc pas avec l'inaliénabilité. Sur ce point, la Coutume de Normandie généralement protectrice à l'excès du bien de la femme, semble avoir totalement manqué de prévoyance. Pour justifier la loi de leur province les auteurs faisaient remarquer que la femme, même sous le joug de l'autorité maritale, n'est pas dénuée de tout moyen d'action ; qu'elle peut, si elle ne peut être autorisée par son mari, obtenir l'autorisation de justice et interrompre ainsi le cours de la prescription ; qu'elle aura enfin un recours contre son mari. Mais ce recours sera inefficace toutes les fois que les biens de l'époux seront insuffisants pour indem-

---

(1) Basnage, t. II, p. 358.
(2) Blanche Cape, p. 12.
(3) Basnage, t. II, p. 368 ; Bérault, t. II, p. 474 ; Godefroy sur Bérault, p. 482.

niser la femme. Celle-ci se trouvera donc indirectement dépouillée.

Aussi, la Coutume d'Auvergne avait-elle « pris un parti métoïen ». Elle déclarait, dans son article 5 du titre des prescriptions, que la prescription courait contre la femme, à condition toutefois que le mari ou ses héritiers fussent solvables à la dissolution du mariage ; sinon, elle pouvait revendiquer ses immeubles dotaux sans qu'on puisse lui opposer la prescription courue pendant le mariage. Cette prescriptibilité conditionnelle qui aurait cadré assez bien avec le système admis pour la validité de l'aliénation des immeubles dotaux et qui paraît avoir eu les préférences de Basnage (1) ne pouvait en l'absence d'un texte formel être admise en Normandie.

Nous ne nous sommes occupé jusqu'ici que de la prescription acquisitive, étudions maintenant la prescription extinctive. Il n'était pas douteux qu'elle ne courût également pendant le mariage au détriment de la femme, et que les actions personnelles et mobilières appartenant à celle-ci ne pussent se prescrire.

Ici, la prescription était plus courte. Au lieu d'être de quarante ans, elle était de trente ans seulement (article 522).

Néanmoins l'action en revendication exercée par la femme en cas d'aliénation d'un de ses immeubles pro-

_____

(1) Basnage, t. II, p. 367.

pres était imprescriptible pendant le mariage. Cette dérogation avait été admise à une époque déjà reculée, car
l'Echiquier en sa session de Pâques 1229 tenue à Rouen
avait déclaré : « ... que nus aages ne puert nuire à la
fame veve que elle n'ait dedans l'an et le jor le reque-
noissant de son mariage encombré (1). »

Et cette solution que l'on retrouve dans la *Summa* (2)
devait être maintenue sous l'empire de la Coutume réformée. Bérault et Godefroy pour justifier cette dérogation à l'article 322 faisaient appel à une règle établie par
la Coutume de Paris et qui est passée dans le Code civil (art. 2256-2°). La prescription ne courait pas contre
la femme mariée, en cas de vente d'un de ses biens propres sans son consentement, toutes les fois que l'action
était de nature à réfléchir contre son mari. En évinçant
le tiers acquéreur celui-ci agirait en garantie contre le
mari « contre lequel la femme ne pourrait se défendre
étant en sa puissance ». Aussi, nos deux commentateurs
admettent-ils dans ce cas que l'action en revendication
de la femme ne peut être prescrite pendant le mariage.
Basnage arrive au même résultat, mais la raison qu'il en
donne nous paraît préférable : comme il le fait remarquer, l'article 537 ne donne le droit à la femme d'agir
qu'à la dissolution du mariage. Son action ne naît qu'à
cette date. Comment pourrait-elle être prescrite avant
que d'être née ? « La coutume ne faisant commencer

---

(1) Marnier, p. 153.
(2) *Summa de legibus*, titre *De feodo et eleemosina*, p. 299.

l'année qu'elle donne à la femme que du jour du décès de son mari, il est manifeste que tout le temps précédent ne lui est point nuisible et que la prescription ne commence à courir contre elle que du jour de la dissolution du mariage (1) ».

Il en serait de même en cas d'aliénation d'un bien dotal même avec le consentement de la femme. Dans ce cas, sous l'empire de la Coutume réformée, son recours contre les tiers n'est autorisé que si elle ne peut à la dissolution du mariage obtenir récompense sur les biens de son mari. « Elle poursuivrait donc mal à propos les détenteurs de ses biens quand elle peut en avoir récompense sur ceux de son mari (2). » Mais l'action commençait à se prescrire dès la séparation des biens. La jurisprudence avait admis que la femme séparée était pleinement libre d'agir et pouvait intenter toutes les actions pour la conservation de ses intérêts; il n'y avait donc pas lieu de suspendre pendant la séparation le cours de la prescription (3).

(1) Basnage, t. II, p. 368.
(2) Basnage, *loco citato*.
(3) Basnage, t. II, p. 370.

CHAPITRE VII

DES DROITS DE LA FEMME A LA DISSOLUTION

DU MARIAGE.

A la dissolution du mariage, la femme avait droit d'abord 1° au douaire, puis :

2° A la restitution de sa dot ;

3° A une part dans les meubles et les conquêts ;

4° Aux biens appelés par la coutume : paraphernaux.

§ I. — Du douaire (1).

Le douaire ne rentrant pas dans le cadre de notre étude, nous ne pouvons nous étendre sur ce sujet. Disons seulement que le douaire, en Normandie, différait assez notablement du douaire généralement usité en pays de coutume, mais avait des traits de ressemblance avec le douaire des autres provinces de l'Ouest, Touraine, Maine, Anjou. Il portait en Normandie, de même que dans ces coutumes, sur le tiers des biens du mari et non sur la moitié. D'ailleurs il s'étendait non seulement

---

(1) Voir sur le douaire le *Très ancien Coutumier*, édition Tardif, p. 4. *Texte français* dans Marnier, p. 65. *Summa*, chap. 61, *de dote negata*, édition Tardif, p. 251. *Texte français* dans Gruchy, p. 246. Art. 367 à 381 de la Coutume définitive et les divers commentateurs Basnage, Bérault, Godefroy, Pesnelle, Roupnel, Frigot, etc... sur ces articles.

aux immeubles du mari, mais même aux immeubles des ascendants du mari, décédés postérieurement à la mort de ce dernier. On appelait ce douaire : douaire *ex assensu patris*.

§ II. — Restitution de la dot.

Nous avons examiné plus haut (*suprà*, p. 68 et suiv.) comment la femme pouvait rentrer en possession de ses biens immeubles indûment aliénés, ou obtenir une récompense.

Une difficulté pouvait naître, précisément à cause du douaire. Si les biens du mari ne suffisaient pas pour payer intégralement la femme de sa dot et de son douaire, pouvait-elle se faire colloquer pour son douaire avant la dot, ou réciproquement ?

Avant le règlement de 1666, l'option était laissée à la femme (1).

Depuis, il fallut distinguer si le contrat avait été authentique ou non, et s'il était sous seing privé, si la reconnaissance précédait ou suivait la célébration du mariage. Dans ce dernier cas, en effet, l'hypothèque garantissant la restitution de la dot était postérieure à la célébration du mariage, la dot devait passer après le douaire qui datait toujours du jour des noces. Dans tous les autres cas, la dot était réclamée avant le douaire. C'est ce que dit l'article 70 du règlement de 1666 ainsi conçu :

---

(1) Basnage, t. II, p. 41 ; Houard, *Dictionnaire de droit normand* au mot *Dot*, section XIII.

« Néanmoins l'hypothèque de la dot doit préférer celle du douaire pourvu que le contrat de mariage ait été reconnu avant la célébration. »

Nous avons étudié (p. 72) quel était le rang de l'hypothèque légale de la femme vis-à-vis des créanciers du mari. Nous avons vu que cette hypothèque prenait rang du jour du contrat de mariage, à condition toutefois qu'il fût authentique. Sinon, elle ne prenait date que du jour. de la reconnaissance du contrat.

Si la quittance de dot était sous seing privé, elle était nulle aux yeux des créanciers du mari, mais non vis-à-vis des héritiers. Ainsi le décidait une ordonnance de Louis XIII, article 130, « la quittance de dot sera passée devant notaires à peine de nullité au regard des créanciers seulement ». Cet article 130 avait été depuis confirmé par une déclaration royale du 19 mars 1696. Mais le paiement de la dot n'était que l'exécution d'une obligation préexistante, ne créait pas une obligation nouvelle; en payant, le donateur se libérait seulement d'une obligation contenue dans le contrat de mariage : aussi avait-on admis que la femme ou ses héritiers pourraient s'en prévaloir vis-à-vis des héritiers du mari. D'ailleurs, même vis-à-vis des créanciers, la jurisprudence allait plus loin et validait les quittances passées de bonne foi et sans fraude (1).

Pouvait-on admettre la prétention d'héritiers du mari

(1) Robert, p. 375.

soutenant que les deniers dont le mari déclarait avoir
été payé ne lui avaient pas en réalité été comptés ? l'exception « de dot non paiée et de deniers non nombrez »
était-elle admissible ?

Il est possible que le mari, tout en n'ayant rien touché,
eût reconnu avoir été payé de la dot et cela dans un seul
but, celui d'avantager sa femme, de lui faire une donation et par ce moyen de tourner la rigueur de la loi qui
prohibait sévèrement les libéralités entre époux.

Néanmoins « comme il serait injuste d'obliger la femme à vérifier qu'elle ou ses parents ont actuellement
paié les deniers dont son mari a baillé la quittance, surtout lorsqu'elle a été passée devant des personnes publiques, non seulement on dispense les femmes de faire
ces preuves, mais même on ne reçoit pas la preuve des
faits contraires (1) ».

Mais Basnage, en cet endroit, est un peu trop exclusif : la jurisprudence antérieure dont il ne parle pas
avait repoussé plusieurs fois la demande de la femme
lorsque la fraude était apparente (arrêts du 27 septembre
1593 et du 19 août 1602) (2). D'autre part le serment pro-
batoire pouvait, le plus souvent, être déféré à la femme
(arrêts du 20 décembre 1730 et du 13 mai 1742) (3).

Sous le bénéfice de ces deux restrictions, nous pouvons considérer l'affirmation de Basnage comme exacte.

(1) Basnage, t. II, p. 147.
(2) Roupnel sur Pesnelle, p. 512.
(3) Roupnel sur Pesnelle, p. 713; Robert, *Étude sur la condition civile,* etc., p. 210.

A partir du XVIIᵉ siècle en effet les Tribunaux rejettent toujours l'exception de deniers non nombrez (arrêts de janvier 1658, de décembre 1671, du 17 juin 1689). Dans ce dernier cas, cependant, les « présomptions étaient violentes, que la femme n'avait rien apporté à son mari (1) ».

Dans une autre espèce la fraude était encore plus sensible : un gentilhomme, âgé de 72 ans, épousa une jeune fille et reconnut avoir reçu une somme importante ; 15 jours après, il mourut, insolvable. Les héritiers contraints de payer la somme promise alléguèrent que la jeune fille ne pouvait avoir apporté une dot si considérable, son père n'ayant aucune fortune; ils furent néanmoins déboutés de leur prétention.

Dans les pays de droit écrit, notamment dans le ressort du Parlement de Bordeaux, on avait admis qu'après un laps de temps de dix ans depuis l'échéance des termes pris pour le paiement, la femme ou ses héritiers pourraient agir en restitution de la dot contre le mari sans être tenus de prouver la réception de la dot. Cette règle qui venait du droit civil et qui est passée dans notre Code (art. 1569) pouvait-elle, en l'absence de textes, être admise en Normandie ? La jurisprudence paraît s'être rangée dans le sens de l'affirmative (arrêt du 31 janvier 1652) (2). Mais tous les commentateurs n'avaient pas admis cette solution. Roupnel faisait la distinction suivante : cette prescription spéciale, disait-

(1) Basnage, t. II, p. 149.
(2) Dans Basnage, t. 1, p. 543.

il, peut être opposée aux héritiers du mari ; mais elle ne
saurait préjudicier aux créanciers de celui-ci (1). Quant
à Flaust il déniait à la femme dans tous les cas et sans
distinction la faculté de se prévaloir de cette présomption (2), et en l'absence de textes, sa solution était peut-
être la meilleure si l'on voulait éviter de tomber dans
l'arbitraire.

§ III. — Part de la femme dans les meubles et conquêts.

Un des inconvénients du régime dotal est de laisser
au mari la totalité des économies réalisées au cours du
mariage ; la femme y a souvent contribué autant que
son époux ; ne lui en pas accorder la moindre part, c'est
l'inciter à se désintéresser entièrement de la gestion du
ménage. « Il n'était pas toutefois raisonnable de priver
entièrement les femmes du fruit de leurs peines ; il
arrive souvent que par leurs soins et leur bon ménage
elles ne contribuent pas moins que leurs maris à l'accroissement de leur fortune ; comme cette société est
d'une institution divine et qu'elle a cette prérogative
sur toutes les autres qu'elle n'est dissoluble que par la
mort, toutes les lois leur ont donné une portion en ces
biens nouvellement acquis ; mais les plus prudents ont
pensé que c'était assez les favoriser de ne leur donner
que par usufruit pour conserver la propriété à leurs
enfants (3). »

(1) Roupnel sur Pesnelle, p. 705.
(2) Flaust, I, p. 484.
(3) Basnage, t. I, p. 485.

L'article 329, en effet, qui est de droit nouveau, accordait à la femme survivante un droit d'usufruit sur les conquêts, sis hors bourgage. La disposition de cet article ne se retrouve pas dans les Coutumiers du XIIIᵉ siècle ; en raison de cette apparition tardive dans la province, on ne peut attribuer au droit de la femme, comme on l'a fait, une origine scandinave (1).

Il faut plutôt l'attribuer à une création spontanée de la Coutume : « On a voulu empêcher que le mari ne tirât un profit exclusif de la situation que fait au conjoint leur régime matrimonial (2). »

Cet usufruit était du tiers dans toute la province, sauf dans le bailliage de Caux où il s'élevait à la moitié (3).

De plus, la femme avait un droit de propriété sur les meubles ; en cas de décès de son mari, elle pouvait exiger le tiers des meubles si elle se trouvait en concours avec des enfants mâles ; la moitié, s'il n'y avait pas d'enfants issus du mariage, ou s'il n'y avait que des filles déjà mariées du vivant de leurs pères (art. 393).

Ce n'était donc pas à titre de commune qu'elle pouvait réclamer ces droits, c'était à titre d'héritière de son mari ; la nature de ce droit avait été jadis vivement discutée, mais les auteurs inclinaient tous, sauf Pesnelle, à penser que ce droit était un droit de succession et non un droit

---

(1) Laferrière, V, p, 461.
(2) Collin, p. 460.
(3) Basnage, t. II, p. 497.

de communauté ; cependant un arrêt de la Cour de Caen rendu le 27 février 1808 et confirmé par la Cour de cassation le 16 janvier 1810, avait admis que la femme exerçait ce droit à titre de commune (1). L'opinion de la Cour suprême était, semble-t-il, inadmissible. Concevrait-on, en effet, un droit de communauté consistant en un usufruit ?

On comprendrait, au contraire, parfaitement qu'un droit de succession consistât en un usufruit. Nous en avons un exemple de nos jours dans la loi du 9 mars 1891 sur les droits de succession du conjoint survivant. Si, d'ailleurs, ce droit avait été un droit de communauté, ses héritiers auraient pu l'exercer en son lieu et place, en cas de prédécès.

Or, si elle prédécédait, ses droits s'évanouissaient, ses héritiers ne pouvant les exercer en son lieu et place. « Jean Adeline et sa femme retournant d'un pèlerinage tombèrent avec leur cheval dans la Seine où ils furent noyés tous deux (2). » L'héritier de la femme demandant part aux acquêts et aux meubles, fut débouté de sa demande, n'ayant pu prouver que l'épouse avait survécu à son mari (arrêt du 11 mars 1655).

Son droit étant un droit de succession et non un droit de communauté, la séparation de biens n'y donnait pas ouverture.

Enfin, comme héritière de son mari, elle était tenue

(1) Voir Robert, p. 104 à 121.
(2) Basnage, t. II, p. 88.

solidairement des dettes. Elle ne pouvait exercer contre
les tiers acquéreurs de ses immeubles dotaux l'action
en revendication (1). Ce recours ne lui aurait pas été
dénié si elle avait agi en qualité de commune.

Le mot conquêts dans l'article 329 est pris dans l'ac-
ception qu'on lui avait donnée dans les pays de communauté ; il ne comprenait donc pas les immeubles échus
au mari à titre de donation, succession, etc. (2).

La femme pouvait renoncer à la succession de son
mari ; elle avait 40 jours pour délibérer ; si elle renonçait, elle ne pouvait être recherchée pour les dettes aux-
quelles elle aurait été tenue en sa qualité d'héritière ;
elle avait le droit de reprendre en outre les biens appelés improprement par la coutume : biens paraphernaux.

Mais elle ne pouvait accepter l'une des successions et
repousser l'autre ; prendre par exemple sa part dans les
meubles et renoncer au droit de jouissance sur les acquêts : les deux successions sont intimement liées l'une
à l'autre ; ce sont comme deux parties d'un même
tout ; en acceptant l'une, elle devient héritière pour les
deux.

En bourgage et dans le bailliage de Gisors, la femme
avait plus qu'un simple droit d'usufruit sur les conquêts,
elle avait droit à la moitié de ces biens (3), en toute propriété et était véritablement commune ; son droit était

(1) Colin, p. 457, 458.
(2) Basnage, t. I, p. 486.
(3) Basnage, I, p. 485.

donc transmissible à ses héritiers en cas de prédécès.
Pas plus que pour le droit de la femme sur les acquêts
hors bourgage, son privilège sur les conquêts en bourgage ne saurait dériver du droit scandinave. Car il n'est
pas sanctionné par le Très Ancien Coutumier. Il date du
commencement du XIIIᵉ siècle puisqu'il se trouve dans
la *Summa*, et il est dû selon toutes probabilités au développement particulier du régime municipal des villes
à cette époque (1).

Qu'entendait-on par un immeuble sis en bourgage?

L'auteur de la *Summa* nous énumère les privilèges
qui sont attachés au bourgage plutôt qu'il ne le définit (2).
« Les immeubles en bourgage ne sont pas seulement les
masures héritages et manoirs qui sont dans les bourgs ;
car il y a des paroisses et des villages où les femmes ont
la moitié des acquêts ; de même il y a des bourgs où les
femmes ne jouissent pas de ce privilège. »

Aussi, lors de la réformation de la Coutume, on « em-
ploya » les uns et les autres dans le procès-verbal de la
réformation et l'on en composa « les Usages locaux ».

L'on peut donc dire que la femme a droit à la moitié
aux acquêts qui se font dans les villes et bourgs à la réserve des endroits exceptés par le Procès-Verbal des
usages locaux. Ce droit lui est dénié pour les héritages
sis en villages et paroisses, sauf ceux qui ont été nom-
mément désignés par les usages locaux (3).

(1) Colin, p. 465.
(2) *Summa de legibus*, chap. XXIX, *de tenura per bourgagium*.
(3) Voir ces usages locaux à la suite du commentaire des auteurs.

Mais il y avait d'autres immeubles que les héritages; il y avait notamment les rentes et les offices. Pour les rentes, elles étaient régies, nous l'avons vu, par la loi de la situation de l'immeuble et non par la loi du domicile du créancier.

Quant aux offices acquis au cours du mariage, devait-on les considérer comme immeubles en bourgage ou hors bourgage?

Pour les offices héréditaires et domaniaux, tels que : tabellionages, greffes, etc. — dont l'exercice se faisait dans les villes et bourgs, ils étaient, disait-on, non point attachés à la personne, mais à la ville même ; « ils avaient en quelque façon un être réel, une assiette fixe et une assistance perpétuelle en ce lieu » (1) ; ils avaient donc dû être régis par la coutume du lieu où l'exercice s'en faisait. Un arrêt du 13 août 1647 avait jugé dans ce sens. Mais depuis le règlement de 1666, la femme ne pouvait avoir qu'un droit héréditaire d'un tiers en usufruit.

Il en était, à plus forte raison, de même des offices de judicature, même de juridictions exceptionnelles qui n'avaient « point d'être et de situation réelle » (2). Ainsi donc, la femme n'avait pas en général droit de communauté sur les offices acquis par son mari. Exception cependant avait été faite pour les offices de perruquiers

(1) Basnage, I, p. 490.
(2) Basnage, I, p. 490.

dont le métier, disaient les tribunaux, ne peut s'exercer nulle part ailleurs que dans les villes (1).

D'ailleurs cette part accordée de plein droit à la femme par la coutume définitive était la part la plus élevée à laquelle elle pût avoir droit ; les époux ne pouvaient convenir qu'elle serait plus importante. « Quelqu'accord ou convenant qui ait été fait par contrat de mariage et en faveur d'icelui, les femmes ne peuvent avoir plus grande part aux conquêts faits par le mari que ce qui leur appartient par la coutume à laquelle les contractans ne peuvent déroger (art. 330). »

Nous l'avons dit, même au cas de prédécès de la femme, le droit accordé sur les conquêts en bourgage se fixe sur la tête des héritiers qui peuvent l'exercer en son lieu et place. Toutefois, à deux points de vue, les héritiers sont moins favorisés que la femme :

1° D'abord leur droit peut être restreint par l'exercice du droit de viduité du mari ;

2° Ensuite, celui-ci ou ses héritiers peuvent, s'ils le veulent, retirer dans les trois ans la part des conquêts à laquelle ils ont droit à condition toutefois d'indemniser les héritiers de la femme (art. 332).

On avait essayé de soutenir que ce retrait, appelé retrait à mi-deniers, pouvait être exercé même à l'encontre de la femme. On avait assimilé ce retrait au retrait lignager et prétendu qu'il pourrait, comme ce dernier,

(1) Colin, p. 461.

être exercé dès le moment de l'aliénation, qui était dans l'espèce la dissolution du mariage et au préjudice, non seulement des héritiers, mais de la femme elle-même.

La jurisprudence avait repoussé cette assimilation du retrait autorisé par l'article 332 au retrait lignager ; elle avait établi que c'était une faveur exceptionnelle réservée au mari et que dans ces conditions elle ne pouvait recevoir d'extension (1).

D'ailleurs le droit de la femme sur les conquêts ne naissait pas seulement en cas de dissolution du mariage par la mort de l'un des époux ; il pouvait également être exercé par la femme dans l'hypothèse d'une séparation de biens.

La femme prenant part aux conquêts en bourgage était tenue des dettes, non proportionnellement aux biens recueillis, mais pour le tout et ne pouvait user du bénéfice d'émolument accordé à la femme commune ; en effet le droit de la femme sur les meubles, ainsi que sur les acquêts sis hors bourgage est indivisible ; nous avons déjà vu que son droit sur les meubles ne pouvait être exercé indépendamment de celui qui portait sur les conquêts hors bourgage ; de même son droit de communauté sur les acquêts en bourgage était indissolublement lié à son droit de succession sur les autres biens. En devenant commune en bourgage, la femme devenait forcément héritière aux acquêts et meubles et, comme telle, tenue solidairement des dettes.

(1) Colin, p. 462.

Dès lors, dès que cette raison n'existait plus, dès que
ce motif ne pouvait être invoqué, la contribution aux
dettes n'était que proportionnelle à la valeur des biens
recueillis ; il en était ainsi toutes les fois que c'était la
séparation qui donnait ouverture au droit de la femme
sur les conquêts. De même, la femme étant prédécédée
et ses héritiers exerçant ses droits en son lieu et place,
ils n'étaient pas tenus solidairement des dettes.

§ IV. — Des biens improprement appelés par la coutume : biens paraphernaux.

Dans son contrat de mariage, la femme se réservait
parfois certains bijoux : bagues, joyaux, etc..., des vêtements, des linges et hardes ou une somme d'argent (1).

Si ces biens se trouvaient encore en nature à la dissolution du mariage, la femme avait le droit de les reprendre à l'encontre de tous les autres créanciers.

S'ils avaient été dissipés, elle avait seulement droit au
remboursement de leur valeur, et ce remboursement lui
était garanti par l'hypothèque de son contrat de mariage.

Dans le cas où aucune stipulation ne serait interve-
nue, la coutume suppléant au silence des parties, accordait à la femme le droit de reprendre les linges et hardes à son usage (2).

(1) Basnage, t. II, p. 95.
(2) On verra dans un « inventaire du trousseau et des joyaux dotaux de
Françoise de Pommereuil, 8 février 1622 », en quoi pouvaient consister ces
« hardes, bagues et joyaux » (*Bulletin de la Société des Antiquaires de
Normandie*, t. XV, p. 259 à 262).

Des difficultés avaient surgi sur l'étendue du droit accordé à la femme, lorsque rien n'avait été stipulé par le contrat de mariage. Elles avaient été soulevées à une date déjà reculée, car nous trouvons sur la question en 1306 une décision de l'Echiquier en sa session de Pâques.

Marguerite de Hainault demandait pour paraphernaux tous ses bijoux, joyaux, vêtements, voitures, vaisselles et ustensiles à l'usage de son corps et de sa chambre. Elle n'obtint pas tout ce qu'elle demandait, les juges ayant restreint singulièrement ses prétentions, il ne lui fut accordé que : un char sans chevaux, une robe à son choix, un lit garni et une pièce de chaque vaisselle à l'exception toutefois de la vaisselle en métal précieux (1).

D'après l'article 395 « les biens paraphernaux se doivent entendre des meubles servant à l'usage de la femme comme seraient, lits, robes, linges et autres de pareille nature desquels le juge fera honnête distribution à la veuve en essence, eu égard à la qualité d'elle et de son mari ».

Les divers objets que la femme pouvait reprendre de cette façon étaient fort improprement appelés « paraphernaux ». Cette dénomination ne s'appliquait en droit romain et en droit écrit qu'aux biens dont la femme s'était réservé l'administration et la jouissance : en Normandie une telle réserve était impossible car on considérait qu'elle portait atteinte aux pouvoirs absolus du mari.

(1) Houard, *Dictionnaire* au mot *Paraphernaux*.

Ainsi que le fait remarquer Basnage (1) : « Il semble que les paraphernaux n'étant accordés à la femme que par grâce et par commisération, et même cette libéralité se faisant aux dépens des créanciers, elle n'est due qu'à sa personne et ses héritiers n'ont aucun prétexte de les prétendre lorsque la femme de son vivant n'en a pas formé la demande... » Néanmoins, le Parlement de Rouen s'était prononcé en faveur des héritiers, admettant que les biens paraphernaux étaient des biens propres, dus de plein droit à la femme par une disposition de la coutume (Voir notamment arrêts des 26 août 1626, 30 juillet 1627) (2).

(1) T. II, p. 96. Voir également les arguments donnés par l'avocat « Le Roux » dans l'arrêt du 30 juillet 1627.

(2) Dans Basnage, *loco citato*.

DEUXIÈME PARTIE

DROIT MODERNE.

———

CHAPITRE PREMIER

PÉRIODE INTERMÉDIAIRE.

Si l'on envisage d'un coup d'œil d'ensemble la situation juridique de la femme telle que l'avait faite la Coutume de Normandie, deux faits saillants apparaissent
tout d'abord à l'esprit. D'une part, les droits de la femme
étaient des plus faibles en raison des prérogatives exceptionnelles accordées aux mâles par les dispositions du
droit féodal et nobiliaire, et la dot qu'elle pouvait réclamer en compensation de cette exclusion, abandonnée à
la générosité d'un père ou d'un frère, ne semblait pas
devoir être bien considérable.

Mais d'autre part, cette maigre fortune lui était fortement garantie par l'inaliénabilité protégeant les immeubles dotaux. Fille, elle n'attirait pas, bien au contraire,
la sollicitude de la Coutume. Femme, ses droits étaient

protégés par un système de garanties des plus puis-
sants.

La Coutume en protégeant si énergiquement la dot
de la femme après son mariage était guidée par un sentiment de louable prudence. Il semble qu'elle ait eu raison de ne pas abandonner au mari le soin de maintenir
intégralement la dot de sa femme ; peu scrupuleux à
cette époque en Normandie le mari eût facilement abusé
de son influence sur son épouse pour faire consentir à
celle-ci des aliénations ruineuses.

Si l'on envisage la question à ce seul point de vue, il
ne paraît pas possible de critiquer les dispositions de la
sage Coutume. Mais envisagée sous un autre aspect,
l'inaliénabilité dotale n'était-elle pas un péril constam-
ment suspendu sur la tête des tiers acquéreurs ? L'acheteur n'était-il pas en danger d'être évincé soit par l'action de bref de mariage encombré, soit par le recours
subsidiaire de la femme ?

Il pouvait se retourner contre le mari ou ses héritiers,
soit, mais cette action était le plus souvent inefficace et
voilà un acheteur qui, après avoir payé son prix, sera
dépouillé du légitime bénéfice de son acquisition par
l'action en revendication de la femme dotale.

Cette considération paraît avoir bien peu inquiété nos
ancêtres de Normandie. La sécurité des transactions,
la sûreté de la propriété, n'avaient aucune signification
pratique, n'étaient alors que de vains mots. Le plus souvent, à cette époque, l'intérêt général était sacrifié à l'in-

térêt particulier : devant les principes de la conservation
des biens dans les familles, de la protection des immeubles appartenant à des enfants, à des femmes, etc..., les
acquéreurs ou les créanciers devaient s'incliner. Le vieil
esprit du droit normand avait d'eux une singulière conception :

« Loin de considérer avec faveur le mouvement naturel de la vie commerciale et industrielle, amenant aux
jouissances de la propriété foncière ceux qui l'ont mé-
ritée par leurs travaux, nos aïeux ne voyaient le plus souvent dans les acheteurs des biens territoriaux que des
spéculateurs importuns et avides (1). » Ce qui était vrai
au XIII᷊ siècle était encore vrai à la veille de la Révolution. Au XVIII᷊ siècle il était encore impossible de se
rendre, en Normandie, acquéreur d'un immeuble sans
être soumis à de multiples chances d'éviction.

Si, après avoir étudié la situation juridique de la femme sous l'empire de la Coutume de Normandie, nous
l'étudions après la Révolution française, nous consta-
terons que de profondes modifications ont été apportées
par l'esprit nouveau de 1789.

Tout d'abord, l'état d'infériorité de la femme normande au point de vue successoral disparut par le décret de la Constituante des 8-15 avril 1791, qui, en
supprimant le privilège de masculinité, l'appelait au
partage de la succession concurremment avec ses frères :

_____

(1) Cauvet, Le droit civil de Normandie au XIII᷊ siècle dans le *Bulle-*
tin de la Société des Antiquaires de Normandie, t. 13.

sa situation, comme fille, est donc infiniment plus favorable qu'elle ne l'était jadis.

Mais, d'autre part, les garanties particulières accordées à la femme normande disparaissent au moins momentanément pendant la période intermédiaire.

SECTION I. — Adoption de la communauté.

L'inaliénabilité dotale était trop contraire aux tendances de la Révolution pour être conciliée avec l'esprit nouveau : la sûreté de la propriété, le droit pour l'acquéreur de rester propriétaire incommutable étaient universellement réclamés par les cahiers des états généraux (1). En Normandie comme dans tout le reste de la France, les entraves apportées à la libre circulation des biens par les retraits, les réserves, le tiers coutumier des enfants, etc... sombrèrent dans la Révolution et entraînèrent avec elles l'inaliénabilité dotale. Pendant quelques années le régime dotal va disparaître, il va s'éclipser momentanément pour être remplacé par le régime de communauté.

Si cette substitution de la communauté au régime dotal s'explique facilement au point de vue politique et social, comment pouvait-on la justifier au point de vue juridique ?

La Coutume de Normandie n'avait pas été abrogée,

---

(1) Chassin, *Le génie de la Révolution*, t. II, pièces justificatives; p. 319.

ses dispositions étaient toujours en vigueur, et l'article 389 qui excluait formellement la communauté n'aurait pas dû, semble-t-il, cesser d'être appliqué. L'adoption de la communauté légale était conforme aux vœux de l'époque révolutionnaire. Elle répondait à des besoins politiques et sociaux. Mais comment pouvait-on au seul point de vue juridique en justifier l'admission ?

On invoquait dans ce but l'article 14 du décret de nivôse an II sur les successions et donations : « les avantages légalement stipulés entre époux dont l'un était décédé avant le 14 juillet 1789, seront maintenus au profit du survivant. A l'égard de tous les autres avantages échus et recueillis postérieurement ou qui pourront avoir lieu à l'avenir, soit qu'ils résultent des dispositions matrimoniales, soit qu'ils proviennent d'institutions, dons entre vifs ou legs fait par un mari à sa femme ou par une femme à son mari, ils obtiendront également leur effet, sauf néanmoins leur conversion ou réduction en usufruit de moitié dans le cas où il y aurait des enfants conformément à l'article 13. »

Puisque, disait-on, l'article 14 autorise toutes sortes de libéralités entre époux, les prohibitions contenues dans les articles 329, 330, 390, 391, 392, 393, 405, 410, 419, 429 de la Coutume de Normandie doivent tomber et l'article 389 doit subir le même sort. Il n'a été en effet édicté que pour prohiber les donations entre époux, car, sous le régime de la communauté il eût été trop facile d'enfreindre les dispositions de la Coutume inter-

disant les libéralités entre gens mariés. Puisque, d'après
le décret de nivôse, ces libéralités sont valables, l'article 389 n'a plus de raison d'exister et sa disposition
prohibitive doit être considérée comme non avenue (1).

Ce raisonnement n'avait, il est facile de s'en aperce-
voir, aucune valeur juridique. Ce n'était pas pour sanctionner le principe de la prohibition des avantages entre
époux que les articles 389, 539 et 540 de la Coutume
interdisaient la communauté et proclamaient l'inaliénabilité dotale ; ils avaient une visée plus générale et plus
haute : conserver à la femme et aux enfants les richesses
propres à leur assurer l'aisance et la prospérité.

Le décret de nivôse est intitulé décret relatif aux
successions et donations. Nulle part il ne s'occupe du
régime des biens entre époux. Il est donc impossible de
trouver dans le texte invoqué la base du régime de la
communauté légale.

Quoi qu'il en soit, la communauté fut adoptée avec
faveur par toute la Normandie : un acte des notaires de
Rouen du 24 prairial an XIII constate que le plus grand
nombre des contrats rédigés après le décret de l'an II,
contenait adoption du régime de communauté.

Mais déjà en l'an XII, des difficultés avaient surgi
sur l'interprétation juridique de ces contrats. Les Tribunaux qui eurent à se prononcer sur leur validité furent

(1) **Huet**, avocat aux conseils du roi et à la Cour de cassation : *De la
communauté stipulée en Normandie sous l'empire de la loi du 17 nivôse an 11*, p. 8.

le plus souvent contraints de les déclarer valables ;
nombre de transactions avaient été conclues sur les
bases de ces contrats. Les annuler, c'eût été bouleverser
la fortune du pays « détruire une infinité de contrats
sur la foi desquels un grand nombre de mariages avaient
été contractés (arrêt de la Cour de Rouen de messidor
an XIII) »... « vouloir établir dans l'ancienne province
de Normandie après vingt années d'exécution des contrats de mariage stipulant la communauté, une jurisprudence contraire à celle des Cours de Rouen et de
Caen, ce serait jeter le trouble dans la société et trom-
per la foi publique (1) ».

Aussi la plupart des arrêts qui jugèrent la question,
au commencement du siècle, décidèrent-ils que les
époux normands avaient pu valablement stipuler le régime de la communauté dans le contrat de mariage
passé sous l'empire de la loi du 17 nivôse an II. Ils re-
connaissaient l'erreur commise après l'an II mais en
constatant que : *error communis facit jus* (2).

Les décisions en ce sens sont nombreuses, on peut
relever notamment les arrêts du 4 juillet 1829, du 8 janvier 1842, la plus typique est celle-ci :

Par leur contrat de mariage passé le 19 brumaire an X
les époux Romus déclaraient qu'ils seraient communs

---

(1) Huet, p. 2.
(2) *Jurisprudence de la Cour de Rouen*, partie de Rouen, année 1842,
p. 86. Après avoir tenté de justifier au point de vue juridique les décisions rapportées, c'est à ce suprême argument que Huet, lui aussi, a
recours (p. 18).

en tous biens, meubles et conquêts immeubles. Le
1er décembre 1817, l'immeuble propre appartenant à la
dame Romus est aliéné ; après le décès de cette femme,
ses héritiers ne pouvant obtenir récompense sur les biens
du mari insolvable intentent une action en délaissement
aux détenteurs de l'immeuble qui avait été vendu en
1817. Le Tribunal de Dieppe par jugement du 26 décembre avait déclaré l'action bien fondée, mais sa décision
fut réformée par arrêt de la Cour de Rouen en date du
19 mai 1840 (1).

D'autres décisions, cependant, ont consacré les vrais
principes juridiques : notamment un jugement du Tribunal du Havre en date du 2 février 1848 : « Attendu
que la loi de nivôse an II n'étant relative qu'aux transmissions de biens par succession, donation, etc., l'article 61 n'a abrogé les statuts locaux qu'en ce qui concerne ces transmissions ; qu'elle a donc laissé subsister
les anciennes coutumes concernant le régime auquel
étaient soumises les unions conjugales, que notamment, elle n'a porté aucune atteinte au principe d'inaliénabilité des biens dotaux consacré par l'article 127
des Placités. »

Ce jugement a été confirmé par arrêt de la Cour de
Rouen, en date du 25 juin 1849 (2).

---

(1) Voir *Jurisprudence de la Cour de Rouen*, partie de Rouen, année
1840; p. 297.
(2) *Jurisprudence de la Cour de Rouen*, partie de Rouen, année 1848-
1849, p. 392.

Nous trouvons également, dans ce sens, un arrêt de
la Cour de Caen en date du 18 juin 1858 (1).

SECTION II. — Retour vers le régime dotal.

La loi du 30 ventôse an XIII, en abrogeant sur tout le
territoire français les différentes coutumes autrefois en
usage, allait permettre de stipuler valablement en Normandie la communauté légale et il était permis de croire
que ce régime, admis avant qu'aucun texte n'en eût autorisé l'adoption, ne serait pas abandonné lorsque la stipulation en eut été rendue licite pour l'avenir. Il n'en
fut rien cependant. Les désastres financiers du Direc-
toire, notamment la fameuse banqueroute des deux tiers,
avaient jeté la terreur dans l'esprit des Normands toujours empreint de prudence et d'économie. Ils abandon-
nèrent assez vite les conceptions plus larges qui les
avaient un instant agités. De nouveau, ils furent domi-
nés par le désir de conserver leurs biens à tout prix et,
dans l'ordre spécial d'idées qui nous occupe, la communauté légale entraînant avec elle la facilité d'aliéner les
biens de la femme, fut entièrement délaissée par eux
pour un retour vers le régime matrimonial de leurs ancêtres. Ainsi pendant tout le temps qu'elle n'était pas encore autorisée la communauté a été stipulée en Norman-

(1) *Jurisprudence de la Cour de Caen*, partie de Caen, année 1858, p.257.

die, dès qu'elle était devenue licite elle a été presque entièrement abandonnée.

Les Normands poussèrent jusqu'à ses dernières limites cette singulière contradiction (1). La réaction en faveur du régime dotal fut si violente, le retour aux anciennes pratiques alla si loin qu'en 1820 environ, dans nombre de localités, les notaires se refusaient à marier autrement qu'avec adoption du régime dotal : c'est ce qui résulte des indications que l'on a bien voulu nous fournir au cours d'une enquête à laquelle nous nous sommes livré dans les divers départements de l'ancienne Normandie.

Le régime matrimonial, tel qu'il est établi par le Code civil, combiné avec la pratique notariale, a divers points de ressemblance avec l'ancien régime normand. Une inaliénabilité en valeur, analogue à celle des articles 539 et 540, est établie par la stipulation constante d'une clause de remploi ; une société d'acquêts basée sur les articles 1581, 1498 et 1499 du Code civil est adjointe à tous les contrats de mariage, enfin les biens paraphernaux sont exclus par une constitution en dot de tous les biens de la femme, meubles et immeubles présents et à venir.

Sur les trois points que nous allons étudier la tradition fait encore puissamment sentir son influence.

Il ne faudrait pas aller trop loin cependant dans la voie de l'assimilation et supposer que le régime des

---

(1) *Jurisprudence de la Cour de Caen*, partie de Caen, année 1858, p. 257.

biens entre époux de la Coutume de 1583 et le régime
matrimonial stipulé de nos jours sont exactement semblables: des différences importantes et que la pratique
notariale ne peut faire disparaître, existent, notamment
au point de vue de la prescription s'appliquant aux immeubles dotaux, du droit d'administration du mari, etc.

Par la stipulation de ce régime la femme normande
est, de nos jours, au point de vue juridique dans une
situation exceptionnellement favorable et dont elle n'a-
vait jamais pu bénéficier auparavant.

Contrairement au droit coutumier et conformément
aux principes posés par la Révolution, ses droits sont
égaux à ceux des mâles dans la succession de ses ascendants; et, d'autre part, les biens qu'elle possède, contrairement au droit de la période intermédiaire et conformément au droit de la Coutume, sont fortement
garantis par un système particulier d'inaliénabilité.

La femme, en Normandie, quant à ses biens, a donc
eu tout à gagner à l'évolution juridique du système
successoral et du régime des biens entre époux. A ces
deux points de vue la femme attire également la solli-ci-
tude de la législation et l'opposition qui éclatait jadis
entre ses droits successoraux et le régime matrimonial,
a entièrement disparu depuis le Code civil.

CHAPITRE II

Pour connaître quelle est de nos jours la physionomie particulière du régime matrimonial normand, il
n'était plus suffisant de nous renfermer dans l'étude des
textes et de la jurisprudence ; il était indispensable
d'aller plus loin et d'étudier quelles étaient les clauses
spéciales les plus généralement usitées dans les contrats
de mariage d'époux normands.

Pour cela, il fallait se livrer à une enquête sur place.
Aussi avons-nous eu, sur le point qui nous intéressait,
des entretiens détaillés avec les notaires des diverses
parties de la Normandie ; nous leur avons demandé si
le régime dotal était encore en vigueur ou s'il tendait à
diminuer et quelle était la proportion existant entre les
divers régimes matrimoniaux ; si l'inaliénabilité n'était
pas mitigée fréquemment par l'admission de la clause
de remploi, si une société d'acquêts était parfois stipulée.. etc... Tous les officiers ministériels auxquels nous
nous sommes adressé ont bien voulu nous répondre
avec une complaisance inépuisable ; et grâce aux multiples indications qu'ils ont bien voulu nous fournir nous

avons pu essayer de reconstituer le caractère particulier
que revêt encore de nos jours le régime normand.

Nos investigations ont porté sur tous les points des départements : Calvados, Manche, Orne, Seine-Inférieure
et Eure formés par notre ancienne province et nous ne
nous sommes pas borné à étudier les usages des villes les
plus importantes ; nous avons observé avec la même
attention les coutumes des bourgs, villages et des cam-
pagnes. C'est de cette façon seulement que nous pou-
vions espérer exécuter un travail exact et complet.

Au reste, notre intention n'est pas, bien évidemment,
de faire ici une étude complète du régime dotal établi
par le Code civil, cette étude sortirait entièrement du
cadre spécial que nous nous sommes tracé ; nous avons
le dessein d'examiner seulement la clause de remploi et
la société d'acquêts puisque, nous le verrons, ce sont elles
qui donnent aujourd'hui au régime matrimonial normand
un aspect particulier. Encore ne devrons-nous pas épui-
ser toutes les questions que soulève dans la pratique
l'application de ces deux clauses spéciales : nous essaie-
rons de faire seulement ressortir les différences qui les
séparent des institutions correspondantes de l'ancien
droit normand et quant aux difficultés qui ne pouvaient
se présenter dans la pratique de l'ancien droit, nous in-
sisterons exclusivement sur les décisions spéciales et les
tendances particulières des Cours d'appel de Caen et de
Rouen.

SECTION I. — **Du remploi.**

C'est dans la Coutume de Normandie qu'il faut chercher l'origine du remploi sous le régime dotal ; cette proposition qui découle de nos précédentes études sur l'article 539 de cette Coutume et qui est universellement admise (1) est de la plus haute importance. Car le Code civil ne s'occupe pas du remploi sous le régime dotal. Dans tous les cas donc où une difficulté se présentera, où une controverse s'élèvera, c'est à la tradition qu'il faudra se reporter pour la lever ou pour la trancher ; c'est aux règles de la Coutume de Normandie qu'il faudra faire appel.

§ I. — **Des formes du remploi.**

La possibilité d'aliéner les immeubles dotaux moyennant remploi est stipulée dans tous les contrats de mariage passés en Normandie : tous les notaires des diverses parties de l'ancienne province que nous avons consultés ont été unanimes sur ce point. L'inaliénabilité absolue du Code civil est entièrement inconnue.

Autrefois le remploi était dû de plein droit. Il n'y avait pas besoin qu'il fût stipulé dans le contrat de mariage : c'était en effet la règle générale de la province de Nor-

(1) Benech, *De l'emploi et du remploi*, p. 171. Ch. Robert, *De l'emploi et du remploi sous le régime dotal*, p. 11, note 2. Voir aussi une dissertation de M. Dufour à la suite d'un arrêt du 26 août 1851 de la Cour de Rouen (Jurisprudence de la Cour de Rouen, a. 52, partie de Rouen, p. 125).

mandie que l'aliénation des immeubles de la femme était valable mais à condition de remplacement.

De nos jours il n'en est pas ainsi ; pour qu'il y ait obligation au remploi il faut une clause formelle du contrat de mariage : en effet, par la constitution de dot, les immeubles dotaux sont frappés d'inaliénabilité absolue (art. 1554). Telle est la règle du Code civil empruntée à la législation des pays de droit écrit ; pour les rendre aliénables (art. 1557) il faut que le contrat de mariage le permette expressément.

A — *De la nécessité d'une double déclaration* :

Quant aux formes du remploi la Coutume normande était peu explicite ; Bérault et Basnage semblent bien admettre qu'une seule déclaration du mari, celle relative à l'origine des deniers, était suffisante ; mais, de nos jours, il ne paraît pas possible de se contenter de cette déclaration seulement ; de même que la déclaration relative au but de l'acquisition serait également insuffisante. Il est nécessaire en effet de se reporter, pour savoir quelles sont les formes du remploi, aux articles 1434 et 1435 du Code civil. C'est là que le législateur a posé les principes et les règles de la matière. Or, ces deux articles exigent la réunion des deux déclarations (1) : « le remploi est censé fait à l'égard du mari toutes les fois que lors d'une acquisition il a déclaré qu'elle était faite des deniers provenus de l'aliénation de l'immeuble qui lui était

(1) Benech, p. 171 et 173. Ch. Robert, p. 64.

personnel etpour lui tenir lieu de remploi.... (art. 1434)
« La déclaration du mari que l'acquisition est faite des
deniers provenus de l'immeuble vendu par sa femme et
pour lui tenir lieu de remploi » (art. 1435).

Néanmoins certains auteurs ont prétendu, en se fondant sur l'autorité de Pothier (*De la communauté,*
n° 198), que cette déclaration n'était pas indispensable
et que l'une des deux seulement était suffisante (1).
Mais l'opinion de Pothier n'était pas suivie par tous
les anciens auteurs. Elle différait de celle de Lebrun,
et de Renusson notamment (2). En outre, quelle que soit
l'autorité de Pothier, elle ne saurait prévaloir contre deux
articles aussi explicites que les articles 1434 et 1435.

B. — *De l'acceptation de la femme.*

La nécessité pour la validité du remploi d'une acceptation formelle de la part de la femme était déniée par
Bérault et avait été reconnue par Basnage, dont l'opinion
avait, comme toujours, fait autorité.

La solution ne doit pas varier de nos jours ; elle doit
être la même que sous l'empire de la Coutume réformée :
une acceptation formelle doit être exigée de la femme, la
nécessité de cette acceptation n'est cependant pas universellement admise. On a soutenu que l'acceptation
existait pour ainsi dire dès que la clause de remploi avait
été stipulée dans le contrat de mariage ; par l'insertion

---

(1) Duranton, XV, n° 428. Toullier, t. XII, n° 370.
(2) *De la communauté,* L. III, ch. II, section 2. Renusson, *Des propres,*
ch. 4, section 2.

de cette clause, la femme, a-t-on prétendu, a ratifié par avance les remplacements qui dans la suite pourraient être effectués par son époux. Il serait donc superflu d'exiger ensuite, dans chaque cas, une acceptation particulière et spéciale. C'est dans ce sens qu'il a été jugé le 26 avril 1872 par la Cour de Rouen (1). Cette décision ne nous semble pas justifiée. Ce n'est pas la femme qui est liée par la clause du remploi, mais bien son mari ; la liberté de la femme reste entière.

Non que la femme puisse empêcher le remploi d'avoir lieu : si les conditions exigées par les articles 1434 et 1435 sont réunies, le remploi existe. Mais pour qu'elle le fasse sien, il faut une manifestation formelle de sa volonté.

Peut-elle, en effet, devenir propriétaire malgré elle ? Peut-elle, malgré elle aussi, perdre sa créance contre son mari ?

Le bien acquis en remploi est peut-être d'une valeur sensiblement inférieure à celle de l'immeuble vendu. Il est possible qu'il soit sujet à une moins-value prochaine, il peut ne pas convenir à cause de sa situation, de son éloignement, de convenances particulières ? Pourquoi la considérer comme liée sans une manifestation formelle et explicite de sa volonté ? Pourquoi rétorquer contre elle une convention instituée en sa faveur ? (2).

(1) *Jurisprudence de la Cour de Rouen*, année 1873, partie de Rouen, p. 6. D. 73, II, p. 118.
(2) Rouen, 22 juin 1820. Req. Rej., 2 mai 1859, D. 59, I, 275. Civ. rejet.

De nos jours la source des difficultés sur cette question paraît se tarir, tout au moins en Normandie, car le plus souvent les conventions matrimoniales exigent expressément, pour que le remploi soit valable, l'acceptation de la femme.

C. — *Du remploi après la dissolution du mariage.*

Il est hors de doute que le remploi ne peut plus être effectué après la dissolution du mariage, c'est-à-dire que l'immeuble acquis postérieurement à cette époque en exécution d'une clause de remploi insérée dans le contrat de mariage ne saurait devenir dotal : le mariage étant dissous, il ne peut plus y avoir de dot, la dot supposant nécessairement l'union conjugale, qui n'existe plus « nec dos sine matrimonio esse potest ».

En ce sens donc on peut dire que le remploi n'est plus possible à la dissolution du mariage et c'est ainsi qu'il faut entendre ces mots de l'article 1435 : « Si elle (la femme) ne l'a pas accepté, elle a simplement droit lors de la dissolution de la communauté à la récompense du prix de son immeuble vendu. » Il ne faut pas aller plus loin et dénier au tiers acquéreur de l'immeuble dotal, poursuivi à la dissolution du mariage, la possibilité de se maintenir en possession de cet immeuble en offrant, soit de payer son prix s'il le doit encore, soit de le payer une seconde fois, s'il l'a déjà versé.

12 juin 1865, D. 65, I, 442. *Sic*: Guillouard, t. IV, p. 271, n° 2965. Benech, *op. cit.*, p. 76 et suiv., 214 et suiv. Sériziat, *Traité du régime dotal*, p. 127, n° 117. Jouitou, *Du régime dotal*, I, p. 354. Ch. Robert, p. 35.

Cette opinion si défavorable au tiers acquéreur est cependant généralement suivie (1) et a été adoptée à diverses reprises par les Cours normandes (2). Elle ne nous semble pas conforme à la tradition. Nous l'avons déjà fait remarquer, c'est dans la Coutume de Normandie qu'il faut rechercher les règles principales du remploi sous le régime dotal. Or l'article 540 prévoyant l'hypothèse où, le remploi n'ayant pas été fait au cours du mariage, la femme s'adressait contre les tiers détenteurs, laissait à ceux-ci la possibilité d'écarter l'action en délaissement de la femme à la condition de désintéresser celle-ci : en payant, ils pouvaient rester en possession de l'immeuble.

Cette décision favorable à l'acquéreur ne nuisait en aucune façon à la femme. On objecte que, de nos jours, la situation ne serait pas la même ; on prétend que la femme dotale peut se trouver lésée, car, l'immeuble acquis en remploi avant la dissolution du mariage eût été insaisissable, tandis que les créanciers dont le titre est postérieur au mariage pourraient exercer leurs droits sur le prix de vente de l'immeuble payé par l'acquéreur.

Cette conséquence nous paraît inexacte. Il est admis en effet aujourd'hui que le prix des immeubles dotaux

---

(1) Benech, *op. cit.*, p. 194. Guillouard, IV, p. 275. Aubry et Rau, V, p. 581, texte et note 86. Duranton, XV, n° 489.

(2) Rouen, 5 décembre 1840 (*Jurisprudence de la Cour de Rouen*, année 1840, partie de Rouen, p. 508). Rouen, 26 août 1851 (D. 53, II, 16). Caen, 30 juillet 1874 (*Jurisprudence de la Cour de Caen*, partie de Caen) 1875, p. 32).

est insaisissable au même titre que ces immeubles eux-
mêmes.

Le paiement des dettes contractées pendant le mariage
ne peut en effet, même après la dissolution du mariage,
être poursuivi sur les immeubles dotaux, ni contre la
femme elle-même, ni contre ses héritiers. Il ne pourrait
pas même l'être sur les prix des immeubles dotaux librement aliénés par la femme devenue veuve ou par ses héritiers (1). « On ne comprendrait pas que des engagements non susceptibles d'être exécutés sur l'immeuble
dotal lui-même pussent cependant l'être sur le prix
de cet immeuble, prix qui, au point de vue de l'effet
de ces engagements, représente entièrement l'immeuble... » (2).

Si donc le prix de l'immeuble dotal aliéné pendant le
mariage et payé seulement après la dissolution du mariage n'est pas soumis aux droits des créanciers, la
femme ne souffrira aucun préjudice de ce paiement tardif. D'autre part, cette solution sera éminemment favorable aux tiers acquéreurs.

Pourquoi, dans ces conditions, rejeter une solution
qu'aucun texte ne proscrit et qui a en sa faveur au contraire l'autorité qui s'attache à la tradition (3).

Aussi, l'une des Cours normandes, celle de Caen,

---

(1) Aubry et Rau, V, p. 607.
(2) Aubry et Rau, V, p. 608, note 15. *Sic* : Guillouard, IV, p. 384.
(3) Dans ce sens : Seriziat, *Traité du régime dotal*, p. 129 et suivantes.
Ch. Robert, p. 444 et suivantes.

a-t-elle à trois reprises différentes sanctionné cette opinion (1).

A *fortiori* l'emploi effectué après séparation de biens serait-il valable (2).

D. — *Du remploi par anticipation.*

Le remploi peut d'ailleurs être effectué par anticipation. Ce mode de remploi a eu cependant des adversaires (3). Toullier s'exprime ainsi (4) : « il répugne à la nature des choses de remployer un prix qui n'existe pas, qui ne peut pas être connu, de mettre une chose à la place d'une autre qui n'est pas déplacée. » D'ailleurs, l'article 1434 ainsi que l'article suivant semblent bien se placer dans l'hypothèse d'un remploi effectué après aliénation.

L'objection de Toullier à notre avis ne porte pas. Pourquoi ne pourrait-on pas effectuer le remploi du prix d'un immeuble pour le cas où celui-ci serait aliéné ? Le prix du bien vendu ne sera pas identiquement égal à la valeur de l'immeuble acquis en remploi, mais peu importe : si l'immeuble acheté a une valeur plus considérable que l'immeuble vendu, il sera dotal pour partie

---

(1) Caen, 30 novembre 1830 (*Jurisprudence de la Cour de Rouen et de Caen*, 1831, partie de Caen, p. 160) ; Caen, 26 mai 1865 (*Jurisprudence de la Cour de Rouen et de Caen*, partie de Caen, 1865, p. 127). Caen, 31 mai 1870 (*Jurisprudence de la Cour de Rouen et de Caen*, partie de Caén, 1870, p. 208).

(2) Aubry et Rau, I, p. 580. Ch. Robert, p. 48.

(3) Bellot des Minières, *Contrat de mariage*, tome I, p. 452.

(4) XII, n° 37. Zachariæ (VII, p. 424, note) propose une distinction qui nous semble purement arbitraire : valable en ce qui concerne les époux, le remploi serait nul vis-à-vis des tiers.

seulement, pour l'autre partie, l'immeuble serait en règle
générale paraphernal, mais puisque, en Normandie, une
société d'acquêts est toujours adjointe au régime dotal,
c'est dans l'actif commun que tombera l'immeuble dotal
pour la partie qui ne sera pas dotale. Dans le cas contraire, c'est-à-dire si la valeur de l'immeuble acquis en
remploi est inférieure à celle de l'immeuble aliéné, l'ex-
cédent sera remployé.

Si les articles 1434 et 1435 se placent dans l'hypothèse
d'un remploi effectué après aliénation, c'est que ce cas
se présente le plus fréquemment dans la pratique. Mais
il n'est pas possible d'induire de ces articles qu'ils ont
entendu exclure le remploi *in futurum*. En pratique,
ce mode de remploi offre des avantages considérables ;
il garantit et sauvegarde plus complètement les intérêts
de la femme, puisque celle-ci est assurée par avance de
posséder un immeuble au lieu et place de celui qu'elle
aliénera dans la suite ; d'autre part les époux peuvent
ainsi profiter d'occasions avantageuses qu'ils seraient
autrement contraints de laisser échapper (1).

§ II. — Des biens qui peuvent faire l'objet du remploi ?

Sauf stipulations contraires, le remploi ne peut être
effectué qu'en immeubles. Jadis il ne pouvait même

---

(1) Benech, p. 205-206. Aubry et Rau, t. V, p. 581, texte et note 89.
Guillouard, t. IV, p. 277. Ch. Robert, *De l'emploi et du remploi sous le
régime dotal*, p. 48, n° 57. La jurisprudence est dans le même sens.
Voir notamment un arrêt de la Cour suprême en date du 24 juillet 1884,
D. 85.I.460.

avoir lieu qu'en immeubles réels, « en héritages » : ainsi le remploi effectué en rentes était nul, quoique ces rentes fussent considérées comme des immeubles.

De nos jours, même en l'absence d'une stipulation formelle du contrat de mariage, il peut être, depuis le décret du 15 janvier 1808, effectué en actions immobilisées de la Banque de France (1). Il faut mentionner également l'article 46 de la loi du 2 juillet 1862, ainsi conçu : « Les sommes dont le placement ou le remploi en immeubles est prescrit ou autorisé par la loi, par un jugement, par un contrat ou par un testament, peuvent être employées en rentes 3 0/0 français à moins de clauses contraires. Dans ce cas, et sur la réquisition des parties, l'immatricule de ces rentes au grand livre de la dette publique en indique l'affectation spéciale. Enfin l'article 29 de la loi du 16 septembre 1871 a étendu cette disposition aux rentes françaises de toute nature, elle a été complétée depuis par l'article 3 de la loi du 11 juin 1878, et par la loi du 27 janvier 1894 (art. 3) (2).

Depuis quelques années, depuis le développement de la fortune mobilière, on autorise dans de nombreux contrats de mariage d'époux normands, ainsi que nous

---

(1) En ce sens : arrêt de la Cour de Caen, 27 mai 1851, renfermant un jugement du Tribunal d'Argentan en date du 19 mars 1851 (*Jurisprudence des Cours de Rouen et Caen*, année 1851, partie de Caen, p. 190). Dans le même sens encore, Rouen, 10 mars 1856 (*Jurisprudence des Cours de Rouen et Caen*, 1856, partie de Rouen, p. 174) ; 21 juin 1856 (*Jurisprudence de Rouen*, 1856, partie de Rouen, p. 309).

(2) Néanmoins, le remploi des rentes serait nul en présence d'une clause particulière du contrat de mariage (Caen, 26 avril 1872, D. 74.5. 423).

avons pu le constater nous-même, le remploi d'immeubles en certaines valeurs mobilières, limitativement énumérées, telles par exemple que les actions et obligations de chemins de fer français.

A. — *Cession à la femme d'un immeuble du mari.*

La cession que ferait le mari à la femme d'un de ses immeubles en paiement de son immeuble aliéné devrait-elle être considérée comme constituant un remploi valable ?

Cette cession était légitime sous l'empire de la Coutume (art. 411), et peut-être sous l'influence de cette tradition, la Cour de Caen, par un arrêt du 28 juin 1856, a déclaré que cette cession devait être considérée comme un remploi suffisant. Mais la disposition de l'article 411 a été abrogée : il n'aurait plus qu'une autorité de raison. Or, nous savons que, au point de vue juridique, l'article 411 pourrait difficilement être justifié.

Il est donc difficile de considérer un semblable remploi comme valable de nos jours : en effet, si l'immeuble acquis en remploi est grevé de charges ou d'hypothèques, le remploi est nul ; or l'immeuble offert par le mari est grevé de l'hypothèque légale de la femme : pour que le remplacement fût valable il faudrait que la femme renonçât à son hypothèque légale : de cette façon le remplacement pourrait être considéré suffisant. Mais sous le régime dotal, nous le savons, la renonciation de la femme à son hypothèque légale n'est pas admise. C'est en ce sens qu'a jugé un arrêt de la Cour de Rouen du 28 avril 1840, réformant un jugement du Tribunal : « Attendu que l'immeuble de P... n'a pu passer dans les mains de la femme qu'avec la charge de ses reprises dotales dans l'ordre des hypothèques établies par la loi... Qu'ainsi, le mari n'a pas eu la faculté d'en appliquer de préférence le prix aux dernières aliénations par lui faites des propres de sa femme au préjudice des capitaux de la dot et autres reprises antérieures, qui déjà, dans leur ordre, en absorbaient le montant... Que la femme n'a pu le consentir ; qu'à ce moment l'aliénation du bien dotal de la dame P... faite au sieur... reste sans emploi effectif (1). »

Une exception devrait cependant être apportée à la règle posée par l'arrêt de la Cour de Rouen.

Les immeubles du mari peuvent avoir été déchargés de l'hypothèque légale de la femme soit par l'effet d'une restriction (art. 2140 C. civ.), soit par l'effet d'une réduction (art. 2144).

Dans ce cas nulle raison ne ferait obstacle à la validité du remploi, mais c'est la seule exception qui doive, à notre avis, être reçue. Dans tous les autres cas, la cession d'un immeuble appartenant au mari, consentie à la femme dotale pour le remploi du prix de ses immeubles aliénés, devrait être déclarée nulle. Cette solution n'est pas, cependant, universellement admise.

(1) *Jurisprudence de la Cour de Rouen et de Caen*, année 1841, partie de Rouen, p. 378.

M. Benech (1) établit la distinction suivante : si les
immeubles cédés par le mari à sa femme en paiement de
son immeuble aliéné sont déjà grevés de l'hypothèque
garantissant le paiement d'autres reprises que celle de
son immeuble dotal aliéné, le remploi sera nul « puisqu'elle s'approprierait le paiement d'une créance nouvelle qui doit lui servir de gage en remboursement d'autres créances. Mais si la femme n'a pas de reprises
paraphernales, ou si elle n'a d'autre reprise dotale que
celle qui résulte pour elle de l'aliénation de l'immeuble
dotal dont il s'agit de remployer le prix, on ne sait pas
pourquoi le mari, usant du droit que lui confère l'article 1595, § 2, ne pourrait pas céder à titre de remploi un
de ses immeubles bien que grevé de l'hypothèque légale ;
le bail en paiement éteindra nécessairement l'hypothèque. »

La solution de M. Benech ne nous paraît pas admissible ; l'auteur établit que la cession de l'immeuble du
mari à la femme est valable si les reprises de la femme
n'ont pour objet que la récompense du prix de son immeuble aliéné. Mais, comment pourrait-on connaître
d'une façon précise le chiffre des créances de la femme ?
L'hypothèque légale de la femme mariée ne garantit pas
seulement la restitution du prix des immeubles aliénés,
elle garantit aussi la dot mobilière, le paiement des in-
demnités dues par le mari à raison des détériorations
subies par les immeubles dotaux ou des prescriptions

(1) *Op. cit.* p. 208.

commencées avant le mariage et achevées au cours de
l'union conjugale par la négligence du mari. En acceptant en remploi un immeuble de son époux, la femme
ne peut donc jamais être assurée que cette cession ne
pourra lui préjudicier dans la suite, qu'elle ne perdra
pas une partie des garanties accordées par la loi. Aussi
ne pouvons-nous admettre un arrêt de la Cour de Caen
qui a validé ce mode de remploi (1). L'article 411 de la
Coutume, il est vrai, était en ce sens ; mais nous avons
fait remarquer qu'il n'était pas fondé en droit. En l'absence d'une disposition expresse sa solution doit donc
être repoussée aujourd'hui.

B. — *Si l'acquit des dettes de la future constitue*
un remploi valable.

On stipule aussi assez fréquemment, dans les conventions matrimoniales passées en Normandie, une clause
particulière déclarant que : « sera considéré comme
remploi valable l'acquit de dettes dues par la future
épouse. » Cette clause est licite sans nul doute ; les
futurs pouvaient établir la possibilité d'aliéner les immeubles dotaux sans apporter aucune restriction à cette
liberté (art. 1557). Ils peuvent donc, à bien plus forte
raison, en autoriser l'aliénation, à condition que le prix
provenant de cette vente aura un but aussi juste et aussi
utile que le paiement de dettes provenant du chef de la
femme.

---

(1) 28 juin 1856 (*Jurisp. de la Cour de Rouen et de Caen*, année 1856,
partie de Caen, p. 193).

Mais, en l'absence d'une semblable clause, l'acquit des dettes devrait-il être considéré comme valable ?

Les Cours de Rouen et de Caen, s'appuyant sur la tradition qui était en ce sens, ont toujours validé ce mode de remploi [Caen, 7 août 1849 (1), Caen, 2 février 1851 (2), Rouen, 19 août 1852 (3), Caen, 28 juillet 1880 (4)]. C'est à tort, selon nous, que l'on fait intervenir la tradition en cette matière. Certes, les auteurs admettaient la validité de ce remploi, mais ils ne se trouvaient pas alors en opposition avec un article formel comme l'article 1558-3°. La disposition correspondant à cet article dans la Coutume de Normandie, l'article 541, n'autorisait pas l'aliénation de l'immeuble dotal pour payer les dettes de la femme ; et cependant, l'aliénation de ces biens était parfois nécessaire pour désintéresser les créanciers. Vendre l'immeuble et en distribuer le prix à ces derniers était donc une pratique justifiée par le défaut de texte légal. Il n'en saurait être de même de nos jours, puisque l'article 1558-3° prévoit formellement cette hypothèse et fixe les conditions de l'aliénation. Nous devons donc nous en rapporter exclusivement à la disposition du contrat de mariage. Si les futurs époux ont stipulé une clause de remploi dans leur contrat de mariage, c'est qu'ils ont entendu que les immeubles de la femme aliénés seraient

(1) D. 52.2.186.
(2) D. 52.2.234.
(3) D. 52.2.301.
(4) *Jurisprudence des Cours de Rouen et de Caen*, année 1881, partie de Caen, p. 165.

remplacés par d'autres immeubles dans son patrimoine,
que d'autres biens viendraient prendre leur place.

L'acquit des dettes ne remplit pas ce but. D'autre part,
la loi a prévu le cas où l'aliénation des immeubles de la
femme serait nécessaire pour payer les dettes de celle-ci
et l'article 1558, alinéa 3, qui concerne cette hypothèse,
exige au préalable permission de justice et deux affiches.
Les époux ne sauraient s'affranchir de ces formalités
exigées par la loi en abusant de la clause de remploi
qu'ils ont stipulée dans leur contrat de mariage.

Dans la pratique normande, c'est de la façon suivante
que l'on agit le plus souvent : les époux vendent à l'amiable leur immeuble dotal, puis demandent au Tribunal
l'autorisation d'employer le prix à éteindre des dettes
ayant date certaine antérieure au contrat de mariage.
Cette autorisation accordée, les mêmes juges rendent
une décision par laquelle l'acheteur de l'immeuble dotal
est condamné au paiement du prix. L'acquéreur se
croyant couvert par ce jugement paie le prix d'achat.

Mais, sa sécurité peut ne pas être absolue. Les tribunaux de Normandie, en admettant cette pratique, ne font
que violer l'article 1558 (1), et dans ces conditions, un
pourvoi contre leurs décisions doit, semble-t-il, être logiquement admis (2).

Enfin les Cours de Caen et de Rouen vont évidemment
trop loin et posent un dangereux principe en déclarant

(1) Guillouard, t. IV, p. 268. Ch. Robert, p. 61.
(2) Cass., 27 janvier 1891, D. 92.I.28.

qu'il n'y a de dotal que ce qui reste après les dettes
payées. Si ce principe était vrai, ne faudrait-il pas l'é-
tendre également aux immeubles frappés d'une inaliénabilité absolue ? Devra-t-on dire, dans ce cas, que les
époux peuvent éteindre des dettes antérieures au mariage avec le prix provenant de l'aliénation d'immeubles
dotaux vendus à l'amiable ? Ce serait la conséquence
logique de la théorie des Cours normandes. Mais qui
ne voit que cette conséquence détruit et réduit à l'état
de lettre morte la disposition de l'article 1558 ? A quoi
bon exiger des formalités, des affiches, une autorisation
du juge etc..., si l'on doit admettre que la vente consentie à l'amiable est valable par cela seul qu'elle a pour but
d'éteindre des dettes ?

§ III. — Du sort de l'immeuble acquis en remploi.

Si toutes les conditions exigées par la loi ont été remplies, la femme en acceptant le remploi devient propriétaire du bien acheté qui prend dans son patrimoine la
place de l'immeuble aliéné. Il est donc dotal, c'est-à-
dire soumis aux droits de jouissance et d'administration
du mari. Mais il ne peut être déclaré inaliénable d'une
façon absolue, c'est-à-dire sans faculté de remploi. S'il
en était autrement, on violerait le principe de l'article 1543, déclarant que la partie inaliénable de la dot ne
peut être accrue pendant le mariage.

D'autre part, déclarer cet immeuble aliénable sans
aucune condition, ce serait léser indirectement la femme,

puisque par le fait d'une aliénation sous condition de remploi, elle pourrait être conduite à une aliénation pure et simple. Cette question s'était présentée sous une autre forme en Normandie avant le Code civil, on discutait autrefois sur le point de savoir si le remploi d'immeubles dotaux sis hors de cette province était valable, et l'on avait conclu dans le sens de l'invalidité.

De nos jours il en serait ainsi et l'immeuble acquis en remploi ne saurait être déclaré aliénable que sous condition de remploi. Cet immeuble ne sera pas saisissable il ne sera pas le gage des créanciers de la femme. Néanmoins il n'entrera dans le patrimoine que grevé du privilège de vendeur et ce privilège subsistera jusqu'à parfait paiement du prix d'acquisition.

La situation du vendeur et celle des autres créanciers de la femme ne sont pas identiques. Le droit de ces derniers sur l'immeuble dotal naît au moment où celui-ci entre dans le patrimoine de la femme : il naît diminué, restreint. Au contraire, le privilège du vendeur naît au moment même où l'immeuble acquis en remploi entre dans le patrimoine de la femme, on peut dire que juridiquement, il est antérieur à l'événement qui frappe l'immeuble de dotalité et cette circonstance particulière dans laquelle se trouve l'acquéreur ne saurait porter atteinte à un privilège introduit en faveur du vendeur (1);

---

(1) Cour de Paris, 20 novembre 1858 (D. 59.2.78) ; Nîmes, 11 janvier 1882 (D. 82.2.60) ; Aix, 20 janvier 1894 (D. 94.2.286) ; Tribunal civil de Grenoble (D. 96.2.348).

celui-ci ne saurait souffrir de préjudice parce que telle personne a acquis au lieu et place de telle autre. Il en serait de même dans le cas où l'immeuble aurait été acquis sur licitation après partage ; le bien est grevé du privilège du copartageant et la femme ne saurait opposer aux cohéritiers, créanciers du prix d'adjudication, la dotalité dont est frappé l'immeuble acquis (1).

Au reste, en faveur des solutions précédentes, nous pouvons tirer argument de la pratique suivante : l'immeuble acquis en remploi est insaisissable, mais exceptionnellement il peut être saisi pour acquitter les dettes d'une succession immobilière échue à la femme pendant le mariage. L'émolument successoral ne peut se comprendre en effet que déduction faite des dettes (2) : *non sunt bona nisi deducto aere alieno.* L'hypothèse est la même lorsqu'il s'agit de l'exercice du privilège du vendeur ou du copartageant. Dans ce dernier cas, comme dans le premier, le bien n'entre dans le patrimoine de la femme que grevé d'un privilège destiné à assurer au vendeur ou au cohéritier le paiement du prix de l'immeuble qu'il a fait entrer dans le patrimoine de la femme.

§ IV. — De l'inexécution de la clause de remploi.

C'est au mari comme administrateur des biens dotaux qu'incombe l'obligation de remploi. S'il ne l'exécute pas l'action en nullité naît immédiatement, elle est

---

(1) Limoges, 16 juin 1860 (D. 61.2.71) ; Montpellier, 24 janvier 1895 (D. 95.2.434).
(2) Limoges, 21 mars 1888 (D. 89.2.14).

engendrée par le seul fait de paiement du prix sans remploi valable. Plus tard, l'exécution de la clause de remploi pourra valider l'aliénation, mais elle est jusque-là entachée d'un vice qui peut en entraîner l'annulation.

La femme pourra donc agir contre son époux, même pendant le mariage, et le contraindre à fournir un remplacement valable (1).

L'article 1549 déclarant que le mari exerce seul les actions de la femme ne s'oppose pas à cette solution : car cet article ne vise que les rapports des époux avec les tiers. Il empêche donc seulement que la femme agisse pendant le mariage contre les acquéreurs de ses biens dotaux. Cette impossibilité pour la femme d'agir contre les tiers est confirmée d'ailleurs par l'article 1560. Mais c'est à cela seulement que ces deux articles peuvent s'opposer. Ils ne concernent en aucune façon les rapports des conjoints entre eux.

Si la femme peut agir pendant le mariage non contre les tiers, mais seulement contre son époux, quel droit a celui-ci, pendant la durée de l'union conjugale ? A-t-il les mains liées ou bien peut-il au contraire agir contre les tiers ? L'article 1560 nous dicte la solution de cette difficulté. Il déclare que « le mari lui-même pourra faire révoquer l'aliénation pendant le mariage... » Il ne distingue pas le cas où l'inaliénabilité serait absolue et celui où, au contraire, l'immeuble aurait été déclaré

(1) Grenoble, 28 juillet 1865 (D. 65. 2. 205). Benech, p. 191.

par le contrat de mariage aliénable sous condition de remploi. Dans les deux hypothèses, la solution doit être la même et toute distinction que l'on serait tenté d'établir serait nécessairement arbitraire. D'ailleurs, l'acquéreur ne pourrait opposer l'exception de garantie au mari agissant en vertu de l'article 1560, même s'il a concouru à la vente. Car en poursuivant la nullité de l'aliénation de l'immeuble dotal, l'époux agit non pas en son nom mais comme mandataire de sa femme. C'est de son propre chef qu'il doit la garantie et c'est au nom de la femme qu'il évince. A la dissolution du mariage, la femme reprend l'exercice de son action. Ce n'est plus alors contre son mari seulement qu'elle agira, ce sera aussi contre les tiers. En effet, nous l'avons déjà fait observer, la validité de l'aliénation était subordonnée à l'exécution du remploi. L'immeuble vendu n'a pas été remplacé, donc la vente est nulle.

Mais comment pourra-t-on agir contre les tiers ? Sera-t-il possible d'agir directement contre eux sans s'adresser auparavant au mari ? Ou bien sera-t-on contraint de discuter préalablement les biens du mari ? Est-ce un recours subsidiaire seulement que l'on a contre eux ?

A. — *Le recours de la femme contre les tiers est seulement subsidiaire.*

Dans un premier système adopté notamment par la Cour de Rouen (7 avril 1886) (1) la femme pourrait agir

(1) *Jurisprudence de Rouen et de Caen*, année 1886, partie de Rouen, p. 148.

directement contre les tiers. Ceux-ci n'auraient pas le droit de renvoyer à discuter auparavant les biens du mari. Pour éviter ce résultat, il faudrait un texte formel.

Ce système ne tient pas compte selon nous de la nature de l'obligation de remploi qui réside en première ligne sur la tête du mari. En tenant compte de cette obligation nous devrons décider que l'action de la femme contre les tiers n'est que subsidiaire, que la femme doit s'adresser en première ligne à son mari et intenter une action contre les tiers détenteurs seulement dans le cas d'insolvabilité de son mari.

Cette solution est la plus logique en droit. Elle est aussi la plus satisfaisante dans la pratique. Si l'on admet que la femme agit directement contre le mari, on évitera un long circuit d'actions. Les tiers en effet, après avoir payé, se retourneraient contre le mari qui est garant de la vente et celui-ci les indemniserait du préjudice subi. La théorie que nous adoptons supprime ces complications inutiles, engendrant des frais onéreux.

Elle est d'ailleurs conforme à la tradition normande : l'article 540 de la Coutume, nous l'avons vu, n'établissait, en cas d'aliénation des biens de la femme avec son consentement, qu'un recours subsidiaire contre les tiers. Ceux-ci pouvaient toujours la contraindre à discuter préalablement les biens de son mari. Or, nous savons quelle est en cette matière du remploi la puissance de la tradition normande.

Au reste, l'action de la femme en reprise de la valeur de son immeuble aliéné est fortement protégée, elle est garantie par l'hypothèque légale datant du jour de son mariage : l'article 2135 est formel en ce sens.

Il n'en était pas toujours de même sous l'empire de la Coutume réformée : l'hypothèque légale de la femme normande, garantissant la restitution de la valeur de ses biens dotaux, datait, ainsi que nous l'avons vu, soit du jour du contrat de mariage, soit de la célébration du mariage s'il n'y avait pas de contrat (article 539). Sous l'empire du Code, l'hypothèque ne prend pas rang du jour du contrat, mais bien seulement du jour de la célébration du mariage.

L'article 2194 semble donner une solution opposée. Mais il ne touche à la question du rang de l'hypothèque que tout à fait incidemment. Ce n'est pas à lui qu'il faut s'attacher, mais bien à l'article 2135 dont le but est précisément d'établir ce rang.

B. — *Des précautions que le tiers acquéreur est autorisé à prendre.*

Puisque l'acquéreur d'un bien dotal est sous le coup, sous la menace d'une éviction possible, il est en droit de prendre des précautions. Il peut retenir par devers lui le prix de vente jusqu'à ce qu'il lui soit justifié d'un remploi régulier exempt de toutes chances d'éviction [Caen, 8 janvier 1843 (1) ; 12 juin 1866 (2)]. Il peut même

---

(1) *Jurisprudence des Cours de Caen et de Rouen*, année 1845, partie de Caen, p. 176.

(2) *Jurisprudence des Cours de Caen et de Rouen*, année 1866, partie de Caen, p. 239.

faire déclarer par jugement, le remploi valable. Si on ne lui justifie d'aucun remplacement suffisant, il pourra consigner son prix pour faire cesser le cours des intérêts à sa charge. Mais la consignation ne peut le dispenser de son obligation de surveiller le remploi, elle ne le décharge que du paiement du prix, son autre obligation spéciale à l'hypothèse du remploi subsiste toujours.

§ V. — Des frais du remploi.

Il est intéressant de savoir par qui doivent être supportés les frais du remploi (1) : chacune des opérations peut être importante et, si elles se renouvellent fréquemment au cours du mariage, les dépenses nécessitées par les remplois divers peuvent former un total considérable : qui, de l'acquéreur, du mari ou de la femme devra les supporter ?

La jurisprudence des Cours normandes a varié sur la solution à donner à la question : certains arrêts, un, entre autres, de la Cour de Caen, rendu le 18 décembre 1837 (2), ont mis les frais à la charge de l'acquéreur de l'immeuble dotal. Cette décision ne nous semble pas justifiée : comment peut-on exiger de l'acquéreur des frais qui ne rentrent pas dans les charges ordinaires des contrats de vente, comment le contraindre à payer plus qu'il ne devait logiquement s'attendre à payer ? Au

---

(1) Ces frais sont les frais de l'acte d'acquisition et en outre les droits d'enregistrement.

(2) *Jurisprudence de la Cour de Caen*, année 1837, p. 670.

reste, ce système conduirait, en dernière analyse, à faire supporter indirectement les frais par la femme : « il y aurait quelque naïveté à en charger l'acquéreur du bien soumis à remploi puisque la valeur de l'immeuble qu'il achète serait diminuée d'autant à ses yeux et que cette dépréciation retomberait finalement sur la femme elle-même (1). »

Aussi, la Cour de Caen par d'autres décisions : du 7 juillet 1847, du 8 août 1849, du 17 juillet 1857 (2), a-t-elle abandonné ce système mais pour en consacrer un autre également erroné : la Cour a déclaré que les frais du remploi étaient à la charge du mari. Mais le dernier de ces arrêts a été cassé le 16 novembre 1859 par la Cour suprême (3) ; la Cour de cassation a posé en principe que les frais du remploi devaient être supportés non par le mari, mais bien par la femme elle-même ; c'est elle en effet qui devient propriétaire et non son époux. C'est pour elle que le remploi a lieu, c'est elle qui acquiert ; on doit donc appliquer les dispositions de l'article 1593, déclarant que les frais de la vente sont à la charge de l'acheteur.

En dernier lieu, la solution donnée par la Cour suprême a triomphé auprès des Cours de Caen et de Rouen, leurs arrêts les plus récents sur la question admettent

---

(1) Ch. Robert, p. 62. V. également les auteurs et les arrêts cités à la note 2.

(2) *Jurisprudence des Cours de Rouen et de Caen*, partie de Caen, année 1857, p. 285.

(3) D. 59.I.490.

que les frais de remploi doivent être supportés par la femme.

Déjà auparavant, la Cour de Rouen s'était prononcée dans ce sens le 30 avril 1851 (1) et le 19 mai 1859 (2). Depuis, la même Cour par deux arrêts, l'un du 7 août (3) et l'autre du 13 décembre 1869, a adopté la théorie de la Cour de cassation (4). Cette théorie ne souffre pas de difficulté au cas où la femme possède des biens paraphernaux, ce sont ces biens qui répondront du paiement des frais. Mais par la constitution en dot de tous ses biens meubles et immeubles, présents et à venir, clause très usitée en Normandie, la femme ne possède, le plus souvent, pas de biens paraphernaux. Dans cette hypothèse, c'est sur le prix provenant de l'aliénation de l'immeuble dotal que devra être prélevée la somme nécessaire au paiement des frais.

Et l'on ne peut objecter que, de cette façon, les intérêts de la femme seront lésés, que sa dot se trouvera sensiblement diminuée. La vente en effet sera le plus souvent avantageuse pour la femme, c'est-à-dire que l'immeuble dotal aura été vendu assez cher et que le bien acquis en remploi aura été acheté un prix peu élevé. S'il en était autrement, on ne comprendrait pas le plus sou-

---

(1) D. 55.I.435.

(2) *Jurisprudence des Cours de Rouen et de Caen*, année 1859, partie de Rouen, p. 324.

(3) *Jurisprudence des Cours de Rouen et de Caen*, année 1869, partie de Rouen, p. 238.

(4) *Jurisprudenee des Cours de Rouen et de Caen*, année 1870, partie de Rouen, p. 132.

vont pourquoi le remploi a eu lieu et pourquoi la femme l'a accepté. Si, par hasard, l'acquisition n'a pas été pour la femme une opération fructueuse, si l'on admet que l'immeuble acquis en remploi a une valeur seulement égale au bien vendu, la femme, si l'on met les frais à sa charge, pourra éprouver un préjudice sensible : mais elle ou ses parents devaient le prévoir en stipulant la clause du remploi. En adoptant cette clause avec les frais qu'elle entraîne, ils n'ont fait autre chose que restreindre implicitement la dot ; or, au moment du contrat de mariage, cette restriction était licite.

Au contraire, le mari serait, sans nul doute, tenu des frais du remploi, si le remploi n'était pas accepté par la femme ; dans ce cas, en effet, l'acquisition reste pour lui, c'est lui qui devient propriétaire et non la femme ; il est donc tenu des frais du contrat (art. 1593 précité).

APPENDICE. — De l'emploi.

Si la clause de remploi est fréquente en Normandie, la clause d'emploi d'un capital mobilier y est très rarement stipulée. Cette pratique est contraire à celle qui était suivie autrefois dans la province : l'article 390 disposait en effet que le mari devait faire emploi de la moitié des meubles échus à la femme constant le mariage. L'article n'exigeait expressément le remploi que si le mobilier recueilli excédait la moitié du don mobil consenti par la femme à son mari. Mais la jurisprudence avait étendu l'obligation du mari au cas même où aucun don mobil n'avait eu lieu au profit de l'époux. En s'écartant de cette tradition, les Normands ont manqué à leurs règles de prudence habituelles. Sans la clause d'emploi, en effet, la dot mobilière de la femme peut se trouver facilement compromise, car son hypothèque légale sera inefficace toutes les fois que les immeubles du mari seront insuffisants, que sa fortune immobilière ne sera pas assez importante pour remplir la femme de ses créances. L'immeuble acquis des deniers dotaux n'est pas dotal si la condition de l'emploi n'a pas été stipulée par contrat de mariage (art. 1553). Cet article découle logiquement de l'article 1543 dans lequel se trouve contenue la prohibition d'augmenter la dot pendant le mariage. L'article 1543 s'oppose à ces augmentations de dot pour que les tiers ne soient pas surpris, lésés par l'accroissement de la partie inaliénable de la dot. C'est dans ce but qu'il a été rédigé ; sa disposition est inspirée exclusivement par l'intérêt des acquéreurs.

Si donc l'immeuble acquis des deniers dotaux n'est pas frappé de l'inaliénabilité dotale, quel sera son sort. Que deviendra-t-il ? Cette question a un grand intérêt pratique puisque, nous venons de le voir, si la clause de remploi est fréquente, la clause d'emploi d'un capital mobilier est très rarement stipulée en Normandie.

Dans un premier système on estime que le bien acquis sera paraphernal, mais pour que la dot ne soit pas diminuée de cette façon, la femme sera obligée de tenir compte à son époux des intérêts du prix qu'il a déboursé. Même

avec ce tempérament, le système que nous venons d'exposer ne nous paraît pas exact : il conduit à une restitution prématurée de la dot et viole l'article 1395, en
portant atteinte à l'immutabilité des conventions matrimoniales : c'est à la jouissance des biens dotaux que le
mari a droit et non pas seulement à une somme d'argent,
à des intérêts représentant cet usufruit. Par une conséquence du régime matrimonial adopté par les époux, le
mari a le quasi-usufruit de la somme d'argent, il peut en
disposer librement. Il a donc grand intérêt à avoir cette
somme elle-même et non pas seulement les fruits de
cette somme : le système proposé conduit à une sorte de
régime de séparation de biens avec contribution conventionnelle aux charges du ménage, cette situation se
trouve en contradiction manifeste avec le régime dotal
stipulé dans les conventions matrimoniales. Dans un
autre système, exposé notamment dans un arrêt de la
Cour de Montpellier en date du 11 février 1851 (1), l'immeuble acquis serait paraphernal mais, toujours de façon à ce que la dot ne soit pas diminuée, le mari en aurait la jouissance et l'administration.

Cette formule ne nous satisfait pas entièrement. Si l'on
admet que l'immeuble acquis en remploi sera adminis-
tré par le mari et soumis à son usufruit, comment le
déclarer paraphernal — puisque le bien paraphernal est
précisément celui dont la femme se réserve l'administration et la jouissance (2)?

(1) D. 54. II. 204.
(2) D. 87. I. 81.

Pour nous, le bien acquis en remploi ne sera pas frappé d'inaliénabilité, il est impossible en effet d'augmenter pendant le mariage la partie inaliénable de la dot. Mais ce bien n'en sera pas moins dotal ; il sera dotal mais aliénable.

Cette aliénabilité ne peut enlever à l'immeuble son caractère de bien dotal. Ses fruits auront pour destination de subvenir aux charges du mariage ; l'immeuble sera donc bien dotal au sens de l'article 1540 du Code civil puisqu'aux termes de cet article « la dot... est le bien que la femme apporte à son mari pour subvenir aux charges du mariage »; il restera soumis aux droits de jouissance et d'administration du mari ; et ce sont ces droits qui impriment au bien le caractère de dotalité (art. 1540).

Si c'était un meuble qui avait été acquis (exemple un fonds de commerce) il serait dotal. Les difficultés que nous avons examinées à propos de l'acquisition de l'immeuble ne pourraient être soulevées ici.

SECTION II. — De la société d'acquêts.

§ I. — De l'actif de la société d'acquêts.

Nous l'avons dit, la société d'acquêts est, en Normandie, invariablement adjointe à tous les contrats de mariage contenant adoption du régime dotal. Cette stipulation au profit de la femme des acquêts réalisés au cours

du mariage, est conçue dans le même esprit que son institution correspondante de l'ancien droit normand : interdire au mari de s'approprier d'une façon exclusive
des biens qui ont été réalisés aussi bien par l'économie
et les soins de son épouse que par sa propre gestion.

Mais, au point de vue juridique, les droits actuels de
la femme normande sur les acquêts diffèrent profondément de ses droits sur ces mêmes biens avant le Code
civil ; la raison en est simple : si le remploi dérive de la
Coutume de Normandie, c'est au contraire dans la législation des pays de droit écrit qu'il faut chercher l'origine
de la société d'acquêts (1). Sous l'empire de la Coutume
réformée, la femme normande n'avait qu'un droit de
succession sur les acquêts hors bourgage ; ce droit consistait en un usufruit et il ne portait que sur le tiers des
biens, tous caractères qui ont disparu aujourd'hui.

Quant à son droit sur le tiers des meubles, s'il était
aussi un droit de succession, il différait du droit sur les
immeubles acquêts en ce qu'il était un droit de propriété
et non pas seulement un droit d'usufruit. Mais, contrairement au droit actuel de la femme sur les meubles en
cas de stipulation d'une société d'acquêts, il s'étendait
sur tous les meubles indistinctement, qu'ils aient été
acquis avant ou après le mariage : de plus, au lieu de
porter sur la moitié des biens il ne portait que sur le
tiers.

(1) Tessier, *Traité de la société d'acquêts suivant les principes de l'ancienne jurisprudence du Parlement de Bordeaux* (article préliminaire).

Le droit de la femme sur les conquêts en bourgage, quant à sa nature juridique et à sa quotité, se rapproche davantage du droit résultant aujourd'hui pour la femme de la stipulation d'une société d'acquêts. C'est bien en qualité de commune qu'elle avait une part de ces immeubles et cette part était de moitié.

Il ne portait cependant que sur les biens situés en bourgage, biens que nous avons déjà déterminés : aujourd'hui ce droit est infiniment plus étendu.

La société d'acquêts comprend en effet :

I. Tous les biens acquis *ex mutua collaboratione* pendant le mariage, et l'on n'a, bien évidemment, pas égard à leur situation. Mais elle ne comprend que ces biens ; elle exclut par conséquent tous ceux dont le titre d'acquisition précédait le mariage : ils sont en dehors de la société et la femme ou ses héritiers ne peuvent y prendre aucune part. Il en est ainsi :

1° De l'immeuble acquis avant le mariage sous une condition réalisée au cours de l'union conjugale.

2° De l'immeuble acquis par l'un des conjoints par l'effet d'une prescription qui, accomplie seulement pendant le mariage, avait commencé auparavant.

3° L'héritage dont la possession contestée à l'époux propriétaire avant le mariage était confirmée par une transaction passée *durante matrimonio*.

4° L'immeuble acheté par l'un des époux avant le mariage avec faculté de rachat, faculté dont le vendeur se désistait pendant le mariage ou qui était perdue par l'expiration du délai de 5 ans (art. 1660).

Dans ces divers cas, en effet, le titre d'acquisition valable à l'origine était seulement sujet à être rescindé. Il n'était pas radicalement nul dans son principe.

5° A un autre point de vue, l'immeuble acquis pour servir de remploi serait exclu de la société d'acquêts.

6° Il en serait de même si l'on avait, par exception, stipulé une clause d'emploi dans le contrat de mariage.

7° De même sont exclus les immeubles échus aux époux par voie de succession ou de donation.

8° De même encore les linges et hardes à l'usage de la femme. Celle-ci en effet avait le droit de les reprendre à la dissolution du mariage et même dans le cas de renonciation. Ce droit était déjà accordé par la Coutume de Normandie à la femme renonçante. Elle avait le droit de reprendre les divers objets improprement appelés « biens paraphernaux ».

II. La société d'acquêts est usufruitière des biens des époux. Elle a donc le droit de percevoir tous les fruits naturels, industriels ou civils.

Pendant la dernière année du mariage, ces fruits se répartiront non d'après les règles de l'article 1571 relatif au régime dotal, mais bien d'après les principes de la communauté légale (art. 1581 et 1528).

En effet, la société d'acquêts doit acquérir de la même façon les fruits des biens des deux époux ; son usufruit doit s'exercer de manière uniforme. Or, l'article 1571 ne s'applique qu'aux biens dotaux, il ne concerne pas les biens du mari.

A ceux-ci, on ne peut appliquer que les règles de
la communauté. Ces principes devront donc être suivis
relativement aux biens dotaux. Les fruits seront donc
exclus de la masse partageable s'ils n'ont pas encore été
perçus lors de la dissolution du mariage : ils y seront intégralement compris dans le cas contraire.

Cette solution ne variera pas si la femme renonce à
la société d'acquêts. La renonciation doit être sans
influence sur l'attribution des fruits. Il est vrai que par
la renonciation de la femme, la totalité des biens communs reste au mari, mais cette conséquence ne peut
rétroactivement annuler la société d'acquêts qui a existé
jusqu'alors.

D'ailleurs cette attribution découle d'une clause insérée dans le contrat de mariage et la femme, en renonçant, ne peut détruire son contrat de mariage (1). Au
reste, l'époux qui, au moment de la dissolution du mariage, trouverait ses fonds dûment ensemencés devrait
récompense à la société pour ses frais de culture et de
semence. Il est vrai que l'article 585, réglant les rapports
de l'usufruitier et du nu propriétaire, est en sens contraire. Mais sa disposition doit être écartée ici. Il ne faut
pas que le patrimoine de l'un des époux s'enrichisse
aux dépens de la communauté (art. 1437).

Cet article vise expressément le cas où les époux sont

_____

(1) Aubry et Rau, V, p. 646 ; de Loynes sur Tessier, p. 155 ; Rouen,
3 mars 1853 (*Jurisprudence des Cours de Rouen et de Caen*, année 1859,
partie de Rouen, p. 212).

mariés sous le régime de la communauté légale, mais la disposition doit être étendue au régime de la communauté d'acquêts. Il y a en effet même motif de décider et l'article 1528 nous dit expressément que les règles de la communauté légale s'appliqueront toutes les fois qu'il n'y a pas été dérogé explicitement ou implicitement par le contrat de mariage (1).

Seraient exclus de la société d'acquêts les fruits des biens paraphernaux. Cette solution n'est pas universellement admise. Certains auteurs (2) pensent au contraire que la société d'acquêts comprend sans aucune distinction les fruits des biens paraphernaux, aussi bien que les fruits des biens dotaux et des biens propres du mari.

On argumente de la sorte dans le premier système.

L'article 1581 du Code civil renvoie formellement à l'article 1498 du même Code concernant la communauté d'acquêts.

Or l'article 1498 s'exprime en ces termes..... « En ce cas, le partage se borne aux acquêts faits par les époux ensemble ou séparément durant le mariage et provenant tant de l'industrie commune, que des économies faites sur les fruits et revenus des biens des deux époux. »

Cet article est très général ; il ne fait aucune distinction ; sa disposition doit donc comprendre même les

(1) Aubry et Rau, V, p. 452; de Loynes sur Tessier, p. 150; Laurent, 23, p. 144. Voir également l'arrêt précité de la Cour de Rouen du 3 mars 1853.
(2) Notamment MM. Aubry et Rau, t. V, p. 644.

fruits des biens paraphernaux de la femme. Il doit être corroboré, d'ailleurs, par l'article 1528 :

« La communauté conventionnelle reste soumise aux règles de la communauté légale pour tous les cas auxquels il n'y a pas été dérogé implicitement ou explicitement par le contrat. »

En effet, on ne peut dire qu'il y ait dans ce cas stipulation spéciale dérogeant aux règles de la communauté légale.

Il y a en somme deux dispositions légèrement contradictoires. La volonté des parties n'apparaît pas clairement et manifestement, donc les règles de la communauté légale doivent être suivies. Or, elles donnent au mari la jouissance et l'administration des biens de la femme.

Nous ne pouvons admettre ce système. Les partisans de cette théorie en effet font d'une stipulation accessoire au contrat, et relativement secondaire, une règle principale qui prédomine sur les dispositions principales du contrat de mariage.

Les époux adoptent comme base de leurs conventions matrimoniales le régime dotal dont l'essence est précisément la soumission des biens dotaux à la jouissance du mari.

En stipulant que certains biens seront dotaux, ils ont entendu exclure les biens paraphernaux, qui au lieu d'être soumis aux droits d'administration et d'usufruit du mari, y seront soustraits et seront librement administrés par la femme.

Comment l'adoption d'une société d'acquêts pourrait-elle venir troubler et renverser ces premières stipulations ?

Il ne faut pas oublier que c'est la société d'acquêts qui est adjointe au régime dotal et non, comme on paraît le supposer, le régime dotal qui est subordonné à la société d'acquêts.

D'ailleurs, si l'on adoptait la théorie que nous avons exposée tout à l'heure, quelle différence resterait-il entre les biens dotaux et paraphernaux ?

Les uns sont inaliénables, dit-on, les autres ne le sont pas, mais nous l'avons déjà fait remarquer, cette différence n'est pas essentielle. Sur les biens dotaux, peut-on ajouter, le mari a des pouvoirs bien plus étendus que ceux qu'il exercerait sur les paraphernaux, même en admettant que ces biens tombent dans la communauté d'acquêts. Il pourrait, en vertu de l'article 1539, exercer les actions immobilières pétitoires relatives aux uns, il ne pourrait le faire pour les autres. Pour nous, il faut aller plus loin : les différences qui subsisteront entre les biens dotaux et les paraphernaux seront infiniment plus considérables : les premiers seront soumis à l'administration du mari, les autres seront administrés par la femme.

L'article 1498, en faisant tomber dans la communauté d'acquêts les fruits des biens des époux, ne vise évidemment que les fruits des biens *propres* et non les fruits des biens d'époux séparés. En effet, l'article 1498 renvoie à la communauté légale : ce sont ses règles qui s'appliquent lorsqu'il n'y a pas de dérogation ; l'idée de la séparation de biens est loin de la pensée de cet article. Or, les paraphernaux ne sont pas assimilables à des propres de la communauté. Ce sont les biens dotaux qui peuvent y être assimilés, puisque ces deux espèces de biens ont le même but : aider par leurs fruits à supporter les charges du ménage.

Pour trouver une situation analogue à celle où nous nous trouvons, il faudrait supposer qu'en adoptant la communauté d'acquêts, la femme a stipulé une séparation de biens partielle. Dans cette hypothèse il n'est pas douteux que la femme ait la libre administration de ses biens.

La femme conserve donc l'administration de ses biens paraphernaux, elle en conserve aussi l'usufruit.

Si elle réalise des économies au cours du mariage, tomberont-elles dans la communauté d'acquêts ? En aucune façon. En stipulant le régime dotal, les époux ont conclu une sorte de forfait. Une partie de l'usufruit des biens de la femme sera dévolue au mari pour l'aider à supporter les charges du ménage, les autres biens resteront à la femme, non pas seulement en propriété, mais aussi en usufruit. Mais alors, toutes les économies du mari grossiront la masse commune et une partie seulement des économies réalisées sur les biens de la femme tombera dans cette masse ?

N'y a-t-il pas là une flagrante inégalité ? Si cette inégalité existait, elle ne nous ferait pas modifier notre solution.

Les époux sont libres de rédiger leurs conventions
matrimoniales comme il leur convient ; et s'ils ont accepté cette inégalité pourquoi se mettre en travers de
leurs convenances ?

D'ailleurs l'inégalité n'existera pas le plus souvent :
elle peut aussi bien avoir lieu dans le sens inverse.

Si le mari n'ayant que 25.000 francs, la femme en apporte 50.000 en dot et se réserve 25.000 francs comme
biens paraphernaux, il semble que le mari gagne déjà
suffisamment à cette combinaison et qu'il n'est pas lésé,
loin de là.

Encore une fois les époux sont libres de rédiger
comme ils l'entendent leurs conventions matrimoniales,
et l'on ne doit pas se faire juge de leurs convenances
particulières.

Ainsi donc, les différences entre le droit de la femme
sur les conquêts en bourgage avant le Code civil et les
bénéfices résultant pour la femme aujourd'hui d'une
société d'acquêts, sont considérables ; le patrimoine actif
de la société d'acquêts n'a plus la même composition
que la communauté des époux relativement aux biens
en bourgage. Au point de vue du passif également nous
trouvons des différences considérables.

§ II. — Du passif de la société d'acquêts.

Autrefois la femme ne pouvait accepter l'un des trois bénéfices accordés par la Coutume : usufruit du tiers des acquêts hors bourgage ; droit du tiers des meubles ; droit à la moitié des conquêts en bourgage, sans accepter immédiatement et par ce seul fait les autres bénéfices.

La femme acceptant la communauté en bourgage ne pouvait pas opposer son bénéfice d'émolument : en effet elle n'était plus seulement commune, elle était en outre héritière de son mari puisqu'elle avait implicitement, indirectement, accepté sa succession aux acquêts hors bourgage. Elle était donc héritière et comme telle tenue solidairement des dettes du défunt, c'est-à-dire de son mari.

Dans le cas où cette raison n'existait pas, c'est-à-dire, lorsque la femme n'était pas héritière de son mari, le mariage s'étant dissous par le prédécès de la femme ou par la séparation de biens, la femme se trouvait dans une situation analogue à celle dans laquelle elle se trouve aujourd'hui au cas de stipulation d'une société d'acquêts.

Elle avait la faveur, qui lui a été conservée par le Code, de n'être tenue que pour moitié des dettes de la société, c'est-à-dire des dettes proprement communes, et elle pouvait même, comme de nos jours, opposer aux créanciers le bénéfice d'émolument, sous la seule condition d'avoir fait un bon et fidèle inventaire des biens de la communauté.

La femme qui prenait sa part dans les conquêts hors bourgage, devenant héritière de son époux, était non recevable à opposer aux acquéreurs de ses biens dotaux, dont la vente avait été consentie par le mari seul, l'action du bref de mariage encombré : en acceptant la succession de son mari, elle s'appropriait les obligations passées par celui-ci, donc faisait sienne l'obligation de garantie contractée par son époux. Or : « qui doit garantir ne peut évincer. » De nos jours quelle serait, relativement au sort des aliénations d'immeubles dotaux passées par le mari seul, les conséquences de l'acceptation par la femme de la société d'acquêts ?

Ce n'est pas comme héritière de son mari, mais bien en qualité de commune qu'elle prend part aux acquêts. Si c'était en qualité d'héritière, la solution de l'ancien droit devrait être maintenue de nos jours, en effet comme autrefois l'héritier pur et simple qui succède aux obligations du défunt telles qu'il les avait contractées, en est tenu dans toute leur étendue (1), mais c'est en qualité de commune que la femme prend une part dans la société d'acquêts. Aussi croyons-nous que, de nos jours, la solution dérivant des principes de la Coutume de Normandie devrait être abandonnée, et la femme, quoique acceptant la société d'acquêts, devrait être admise à revendiquer son immeuble dotal.

Il y a un cas dans lequel la solution ne nous semble pas douteuse : c'est celui où la société d'acquêts est dis-

_____

(1) Aubry et Rau, V, p. 348, note 24.

soute par la séparation de biens. Dans cette hypothèse,
en effet, l'immeuble dotal reste frappé d'inaliénabilité,
le mariage existant encore et la femme ne peut, par le
fait de l'acceptation de la société d'acquêts, rendre valable une aliénation qu'elle n'aurait pas le droit de consentir directement (1).

Ce n'est pas sur ce point que la différence existe entre
le droit moderne et l'ancienne législation normande.
Dans le cas en effet où le droit de la femme dans les conquêts en bourgage s'était ouvert par la séparation de
biens, elle prenait part aux conquêts en qualité de commune et non en qualité d'héritière de son mari, et dans
cette hypothèse la solution que nous donnons aujour-
d'hui devait être déjà reçue à cette époque, la même raison, c'est-à-dire l'impossibilité pour la femme de renoncer pendant le mariage à invoquer la nullité de l'aliénation de son immeuble dotal, existant alors en Normandie.

Si, écartant cette hypothèse, nous envisageons le cas
où les liens de l'union conjugale sont rompus par le prédécès de l'un des époux, la solution que nous venons de
donner devra-t-elle être maintenue? Nous le croyons.
Mais cette solution est loin d'être universellement admise. Nombre d'auteurs au contraire dénient formellement ce droit à la femme. Ce n'est pas que celle-ci soit
personnellement et directement engagée par la vente
contractée par son mari, mais en acceptant la commu-

(1) De Loynes sur Tessier, p. 187, note.

nauté, elle se trouve personnellement tenue des dettes communes. Or, parmi ces dettes se trouve l'obligation de garantie qu'a contractée le mari, vendeur de l'immeuble dotal. La femme devient donc aussi obligée à la garantie. Or « qui doit garantir ne peut évincer » (1). « Le mari ne pouvait à la vérité obliger personnellement la femme à la garantie, mais il avait le pouvoir d'y engager tous les biens de la communauté et en les engageant, il y obligeait hypothétiquement la femme, c'est-à-dire dans le cas où elle accepterait la communauté, car alors elle prend les biens dans l'état où elle les trouve et elle est tenue des dettes comme tout détenteur de biens affectés au paiement d'une dette (2). »

En argumentant de la sorte, on omet une règle très importante de notre droit civil. Certes, la femme en acceptant la communauté fait siennes, en général, les obligations contractées par son mari. Mais il faut remarquer que le mari en vendant un propre de la femme, loin d'agir selon les droits que lui confère sa qualité de chef de la communauté, agit au contraire en dehors de cette qualité (art. 1428) et en fraude des droits de sa femme, puisque celle-ci serait contrainte, dans l'opinion que nous venons d'examiner, de renoncer à sa part dans la communauté pour exercer la revendication de son

---

(1) Toullier, XII, p. 355 et suiv.; Troplong, *De la communauté*, II, 730; De Loynes sur Tessier, p. 184 à 187. C'est dans ce sens que s'était prononcé tout d'abord Pothier (*Traité de la vente*, n° 179). Nous verrons plus loin qu'il a, dans la suite, abandonné cette opinion.

(2) Duvergier sur Toullier, VI, p. 210.

immeuble aliéné. En réalité le mari agissant de la sorte
agit, nous le répétons, en fraude des droits de sa femme, or, celle-ci est créancière de sa part dans la communauté et les créanciers ne sont pas obligés de respecter
les « actes faits par leur débiteur en fraude de leurs
droits » (art. 1167). Cette règle générale de l'article 1167
doit être appliquée dans l'espèce particulière qui nous
occupe.

La Coutume de Paris déclarait expressément que la
communauté n'était pas grevée des obligations fraudu-
leusement contractées par le mari, « le mari est seigneur
des meubles et conquêts immeubles par luy faits durant
et constant le mariage de luy et de sa femme. En telle
manière qu'il les peut vendre, aliéner ou hypothéquer
et en faire et disposer par donation ou autre disposition
faite entre vifs (1) à son plaisir et à sa volonté à personne capable, ET SANS FRAUDE » (art. 107 de l'ancienne
Coutume, art. 225 de la Coutume réformée).

Le nouvel article 243 du Code civil sanctionne le principe admis par l'ancien droit. « Toute obligation contractée par le mari à la charge de la communauté, toute
aliénation par lui faite des immeubles qui en dépendent
postérieurement à la date de l'ordonnance dont il est fait
mention dans l'article 235 sera déclarée nulle s'il est
prouvé d'ailleurs qu'elle a été faite ou contractée en
FRAUDE DES DROITS DE LA FEMME. »

(1) Cette disposition n'a pas intégralement passé dans le Code civil
(art. 1422).

Cet article se place dans l'hypothèse où une instance en divorce est pendante entre les deux époux. En réalité, il n'est que l'application d'une règle du droit commun — il découle du principe général posé par l'article 1167 — il est la reproduction des règles de notre ancien droit. Aussi sa disposition doit-elle recevoir une interprétation extensive. On ne comprendrait pas que le mari, se trouvant dans l'impossibilité d'agir en fraude des droits de sa femme au cas où une instance de divorce est pendante entre lui et son époux, pût avoir cette singulière liberté lorsqu'aucune instance de ce genre n'est pendante entre les deux conjoints. Aussi devons-nous conclure, en nous conformant à l'opinion de Pothier qui dans son *Traité de la communauté* (1) était revenu sur la solution précédemment adoptée par lui dans son *Traité de la vente* : le mari n'a pu grever la communauté d'une obligation ainsi contractée et la femme, ne se trouvant pas obligée à la garantie, pourra revendiquer pour le tout son immeuble aliéné, malgré son acceptation de la société d'acquêts (2).

Si la femme peut évincer le tiers acquéreur de son immeuble, elle ne sera pas tenue de payer la moitié des dommages-intérêts de l'acheteur. Cette obligation n'est pas distincte de celle de garantie ; les dommages-intérêts étant la traduction en quelque sorte d'une obliga-

(1) *De la communauté*, I, p. 301.
(2) Conf. Aubry et Rau, V, p. 347, note 24 ; Tessier, *Traité de la société d'acquêts*, p. 184 et suivantes.

tion qui n'a pu recevoir son exécution en nature (article 1630, 4°). Il y aurait donc contradiction à déclarer que la femme n'est pas tenue de l'obligation de garantie et qu'elle est cependant astreinte au paiement des dommages-intérêts qui en est la conséquence (1). Elle sera seulement tenue à restitution de la moitié du prix de vente qui se trouve sans cause dans la communauté (2).

SECTION III. — **Des différences existant entre le régime matrimonial de la Coutume de Normandie et le régime stipulé de nos jours.**

Les deux points que nous venons d'examiner : aliénabilité des immeubles de la femme sous condition de remploi, et adjonction au régime dotal d'une société d'acquêts, nous ont fait voir des ressemblances entre le régime matrimonial usité de nos jours et celui qui avait été établi par la Coutume de Normandie. La ressemblance apparaîtra plus frappante si l'on observe que dans la plupart des contrats de mariage passés en Normandie de nos jours, les biens paraphernaux sont supprimés par la constitution en dot de tous les biens de la femme, meubles et immeubles, présents et à venir.

Néanmoins, s'il y a des ressemblances, il y a aussi des différences que les conventions matrimoniales ne

---

(1) Marcadé sur l'article 1428, n° 3; de Loynes sur Tessier, p. 186. *Contrà* ; Aubry et Rau, V, p. 348, note.
(2) Pothier, *op. cit.*, p. 303.

sauraient faire disparaître: le régime dotal du Code
civil a été calqué sur le régime dotal des pays de droit
écrit et non sur celui de la Normandie ; deux régimes
matrimoniaux d'origine si différente ne sauraient être
exactement semblables.

I. Jadis, nous l'avons vu, le mari ne pouvait intenter
seul les actions immobilières qui compétaient à sa femme : les époux devaient être dans ce cas « oüis ensemble de toutes choses qui appartiennent à elle ».

L'article 1549 du Code civil déclare au contraire que
le mari a seul l'administration des biens dotaux pendant le mariage, et qu'il a seul le droit d'en poursuivre
les débiteurs et *détenteurs*. C'est donc lui seul qui doit
exercer toutes les actions de sa femme, tant en demandant qu'en défendant. Ce principe est contraire à la règle admise en matière de régime de communauté (argument *a contrario*, article 1428). Elle se justifie par la
tradition historique qui était en ce sens dans les pays
de droit écrit.

Il n'y a que deux exceptions à ce principe : 1° s'il y a
lieu au partage d'une succession échue à la femme dotale, le mari ne peut provoquer la liquidation qu'avec
le concours de sa femme : dans cette hypothèse les deux
époux doivent agir ensemble. A l'inverse, les cohéritiers
de la femme ne sauraient provoquer le partage sans mettre en cause les deux époux (article 818 C. civ.) ;

2° La seconde exception est formulée par l'article 2208:
l'expropriation forcée des immeubles de la femme doit
être poursuivie contre les deux époux ;

3° Il en serait de même dans le cas d'expropriation d'un immeuble dotal pour cause d'utilité publique (articles 13, 25, 28 de la loi du 3 mai 1841).

II. Le droit de jouissance du mari, son usufruit sur les biens dotaux, cesse parfois avec la séparation de biens, toujours avec la dissolution du mariage.

Autrefois, l'exercice du droit de viduité pouvait prolonger cet usufruit au delà de la dissolution de l'union conjugale.

III. Le mari devenait propriétaire des meubles appartenant à sa femme, sauf les exceptions prévues par les articles 390 et 511 de la Coutume réformée. Il n'avait aucun compte à en rendre à sa femme qui ne pouvait en exiger la valeur à la dissolution du mariage. De nos jours, le mari peut bien, en vertu de son droit d'administration très étendu, disposer des meubles de sa femme. Mais d'après le principe de l'inaliénabilité de la dot mobilière, principe admis par une jurisprudence constante, il est débiteur de la valeur de ces meubles, et la créance de la femme contre lui est garantie par l'hypothèque légale à laquelle son épouse ne peut renoncer et dont la cession ainsi que la subrogation sont également impossibles.

IV. Dans certaines hypothèses prévues par l'article 541 de la Coutume réformée, la dot pouvait être aliénée avec permission de justice ; deux de ces cas se retrouvent dans l'article 1558 du Code civil : ainsi, dans le Code, de même que dans la Coutume de Normandie, la dot est aliénable pour tirer le mari de prison et pour procurer des aliments à la famille. Mais le Code est plus large, il autorise l'aliénation dans certaines hypothèses qui n'avaient pas été prévues par la Coutume de Normandie.

1° Tout d'abord nous avons déjà fait observer que l'immeuble ne pouvait être autrefois vendu pour payer les dettes de la femme, mais qu'il en était autrement sous l'empire du Code ;

2° Pour faire de grosses réparations indispensables pour la conservation de l'immeuble dotal ;

3° Enfin lorsque cet immeuble se trouve indivis avec des tiers et qu'il est reconnu impartageable.

Dans ces diverses hypothèses, les époux, s'ils ont aliéné suivant les formes prescrites, n'ont pas de recours contre les tiers. Au contraire le recours subsidiaire, dans les mêmes cas, n'était pas dénié à la femme normande avant le Code civil.

V. Les immeubles dotaux quoiqu'inaliénables pouvaient être usucapés au cours du mariage. L'article 1561 dispose au contraire que : « les immeubles dotaux non déclarés aliénables par le contrat de mariage sont imprescriptibles pendant le mariage à moins que la prescription n'ait commencé auparavant ».

L'*inelegantia juris* que nous avions remarquée sous l'article 521 de la Coutume a donc disparu aujourd'hui.

VI. L'action qui appartenait à la femme normande en cas d'aliénation de l'un de ses immeubles dotaux était imprescriptible pendant le mariage, sauf toutefois s'il y avait eu séparation de biens. Dans ce cas, la prescription commençait à courir contre la femme. De nos jours, il n'en est plus ainsi : l'action de la femme est imprescriptible même après séparation de biens.

Cette dissemblance tient à la différence des caractères principaux de ces deux actions. L'action de la femme normande était une action réelle. La femme en reprenait donc l'exercice avec la séparation de biens qui lui rendait l'usage de toutes ses autres actions. Aujourd'hui, l'action de la femme en révocation de la vente de son immeuble est une action en nullité relative ; or, la prescription d'une action en nullité relative est fondée sur une idée de confirmation tacite, et cette confirmation n'est possible qu'à la dissolution du mariage.

VII. Nous ne nous attarderons pas sur la question des délais de restitution de la dot. Sous l'empire de la Coutume réformée comme depuis le Code civil, la solution n'a pas varié, la restitution doit être faite immédiatement. L'article 1565 ne saurait faire obstacle à cette solution, car, nous le savons, la société d'acquêts est toujours, en Normandie, adjointe au régime dotal. Or dans ce cas il ne saurait y avoir de délais de restitution. En effet les deux époux sont dans un état d'indivision et la femme a la faculté de se refuser à rester dans cet état et peut demander à entrer immédiatement en jouissance des biens communs conformément à l'article 815 du Code civil. De plus, ses reprises sont une opération préliminaire, qui doit précéder le partage. Si donc celui-ci doit être opéré immédiatement, à bien plus forte raison les reprises doivent-elles être réalisées sur le champ.

VIII. Le droit accordé à la femme de reprendre les linges et hardes à son usage (art. 1566, al. 2) se rapproche sensiblement du droit accordé par l'article 395 de la Coutume à la femme normande de reprendre les « lits, robes, linges et autres de pareille nature », biens appelés à tort « paraphernaux ». Mais la jurisprudence avait déclaré que le droit aux paraphernaux était transmissible aux héritiers. De nos jours, il n'en saurait être de même : l'article 1566 est une exception aux règles du droit commun : c'est un principe purement personnel : il a été inspiré par des motifs d'humanité qui n'auraient aucune raison d'être si le mariage avait été dissous par le prédécès de la femme.

CONCLUSION

Telle est la physionomie actuelle du régime matrimonial normand. Malgré les atteintes qu'a portées le Code civil aux institutions de la Coutume de Normandie, c'est encore dans le pays de ses origines, dans la contrée où il a vu le jour, que ce régime a le plus fidèlement conservé son cachet primitif.

Dans les îles de la Manche cependant, le régime matrimonial, quoique s'écartant sensiblement du régime normand, a encore avec lui de nombreux points de ressemblance. En Angleterre, au contraire, le régime dotal s'affaiblit de plus en plus pour être remplacé par le régime de séparation de biens.

Au reste, depuis quelques années, en Normandie même, le régime dotal voit son influence disparaître peu à peu ; de nos jours, dans toute une partie de la Normandie, dans la Manche et la partie méridionale du département du Calvados, le régime dotal, depuis la seconde moitié du siècle, n'est plus que fort rarement stipulé ; dans l'Orne, il est maintenant à peu près inconnu ; dans la Manche et la partie sud du Calvados la proportion des contrats de mariage contenant adoption du régime dotal est seulement de 5 0/0 ; la communauté d'acquêts tend à remplacer le régime autrefois usité. Telles sont les constatations que nous avons pu faire au cours de notre enquête en Normandie.

D'autre part, l'influence des pays voisins, Maine, Bretagne, etc., pays où l'on ne fait que rarement des contrats de mariage, se fait sentir plus vivement dans la partie méridionale de la Normandie. Dans certaines études de notaires où l'on rédigeait, il y a trente ans, une quarantaine de contrats de mariage dans l'année, dans ces mêmes études, quoique la clientèle n'ait point diminué, le nombre des contrats atteint à peine douze par an.

Tous les Normands qui se marient ainsi sans contrat, ne sont plus, bien évidemment, soumis au régime dotal. Sous l'empire de la Coutume de Normandie, ce régime était celui même des personnes mariées sans contrat. Mais le régime matrimonial du droit commun est maintenant le régime de la communauté légale : c'est celui de tous ceux qui se marient sans contrat. Le régime dotal se trouve donc maintenant circonscrit dans la partie centrale et septentrionale de la Normandie, partout ailleurs il tend à disparaître, il s'approche de son déclin. Ce n'est pas sans une certaine mélancolie que l'on voit s'en aller sous l'action des temps présents et des changements de la civilisation une institution qui pendant près de dix siècles a régné sur la province avec une interruption de dix ans seulement. Certes, le régime dotal devait être bien approprié à leur tempérament et à leur caractère, devait bien exactement cadrer avec toutes leurs

autres lois, pour que les Normands aient conservé intégralement pendant de si longues années l'institution la
plus originale de leur législation déjà si particulière.
Mais de nos jours, le développement de la vie financière,
industrielle et commerciale a fait découvrir dans le régime dotal une série d'inconvénients qui avaient été déjà
constatés, mais d'une manière trop éphémère, en 1789.
On y remédie dans une certaine mesure en Normandie
par la stipulation de la clause de remploi. Mais par contre, la constitution de dot porte sur tous les biens de la
femme meubles et immeubles, présents et à venir. Le
mari est donc, envers elle, tenu d'une dette très considérable et ses immeubles sont entièrement grevés par une
hypothèque légale à laquelle la femme ne peut renoncer.
Dans ces conditions, que devient le crédit du mari ? N'est-
il pas entièrement détruit, annihilé, réduit à néant ? et
sans crédit de nos jours, les opérations commerciales,
industrielles ou financières ne sont-elles pas entièrement
impossibles ?

Aussi la plupart des praticiens s'efforcent-ils de dé-
tourner leurs clients de l'adoption du régime dotal. Ils
n'y réussissent pas toujours, notamment dans les cam-
pagnes où les paysans, plus fermement attachés à leurs
anciens usages, se refusent à adopter un régime matrimonial qui n'aurait pas été celui de leurs ancêtres.

D'autre part, en raison de circonstances particulières
les parents se refusent à écarter des garanties qu'ils
désirent particulièrement si leur futur gendre n'exerce
aucune profession et est enclin à la prodigalité. Dans ce

cas la dotalisation de certains biens peut être nécessaire pour la sécurité de la femme et des enfants à naître du mariage. Mais on essaie de restreindre autant que possible la dotalité et il se forme actuellement un courant d'idées ne faveur d'une stipulation d'une communauté d'acquêts avec dotalité partielle.

Ce point de vue est exact. De nos jours le régime dotal ne saurait être le régime le plus fréquemment stipulé, le régime, pour ainsi dire, de droit commun. Il ne devrait être adopté que dans certaines circonstances particulières, dans des hypothèses exceptionnelles, et dans ces cas, la dotalisation, ou tout au moins l'inaliénabilité, devrait être considérablement restreinte.

L'ancien régime matrimonial normand a joui d'une longue prospérité et pendant longtemps il a entièrement répondu aux vœux et aux désirs de notre belle province. Mais il ne saurait satisfaire aux besoins nouveaux de la civilisation moderne et, comme toute autre institution humaine, il doit subir l'influence des changements économiques et sociaux qu'apportent avec elles les révolutions des siècles.

Vu :

Le Président de la thèse,

A. BOISTEL

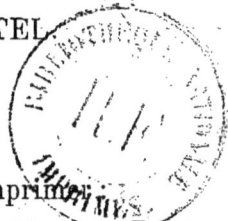

Vu :

Le Doyen,

E. GARSONNET.

Vu et permis d'imprimer,

Le Vice-Recteur de l'Académie de Paris,

GRÉARD.

TABLE DES MATIÈRES

DEUXIÈME PARTIE

DROIT MODERNE.

Imp. G. Saint-Aubin et Thevenot. — J. THEVENOT, Successeur, Saint-Didier.

Imp. G. Saint-Aubin et Thevenot. — J. THEVENOT, successeur, Saint-Dizier.

www.ingramcontent.com/pod-product-compliance
Lightning Source LLC
Chambersburg PA
CBHW070510200326
41519CB00013B/2772